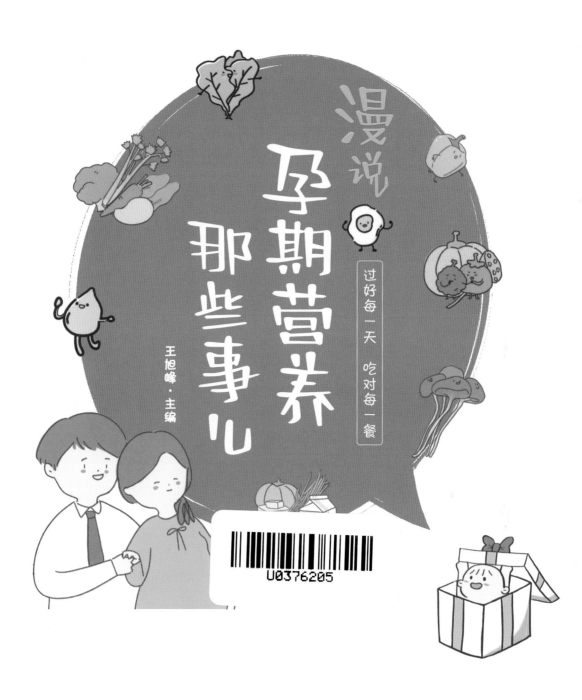

漫说

孕期营养那些事儿

过好每一天　吃对每一餐

王旭峰·主编

U0376205

吉林科学技术出版社

图书在版编目（CIP）数据

漫说孕期营养那些事儿 / 王旭峰主编. — 长春：
吉林科学技术出版社，2022.6
ISBN 978-7-5578-9120-6

Ⅰ．①漫… Ⅱ．①王… Ⅲ．①孕妇－营养卫生－基本
知识 Ⅳ．①R153.1

中国版本图书馆CIP数据核字(2021)第269157号

漫说孕期营养那些事儿
MAN SHUO YUNQI YINGYANG NAXIE SHI'ER

主　　编　王旭峰
出 版 人　宛　霞
责任编辑　王聪会
策划责任编辑　穆思蒙　张　超
封面设计　美印图文
制　　版　上品励合（北京）文化传播有限公司
幅面尺寸　170 mm×240 mm
开　　本　16
印　　张　14
字　　数　280 千字
印　　数　1-8 000 册
版　　次　2022 年 7 月第 1 版
印　　次　2022 年 7 月第 1 次印刷

出　　版　吉林科学技术出版社
发　　行　吉林科学技术出版社
地　　址　长春市福祉大路 5788 号出版大厦 A 座
邮　　编　130118
发行部电话 / 传真　0431-81629529　81629530　81629531
　　　　　　　　　　81629532　81629533　81629534
储运部电话　0431-86059116
编辑部电话　0431-81629517
印　　刷　长春百花彩印有限公司

书　　号　ISBN 978-7-5578-9120-6
定　　价　59.90 元

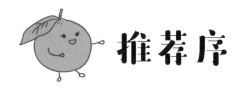

推荐序

　　我与王旭峰老师相识是在一次论坛上，当时我作为燕之屋的技术代表人员参与会议，有幸与王老师进行了交流。对话中，我了解到他是一位营养师，钻研的方向与我从事的行业有相似之处，都是食品科学方向，一来二去我们便成为了好友。王旭峰老师不仅是首都保健营养美食学会会长、全国营养培训机构联合会名誉理事长，他还是"食育推动计划"的发起人，立志为留守儿童健康做出贡献。策划的相关儿童项目覆盖超13省，惠及2000多所学校，帮助了超50万名学生。他创办的《旭峰食验室》是全国首档营养师真人秀节目，网络点击量超2.4亿。另外，他还出版了多部健康饮食科普书籍，为广大读者提供了专业的指导。

　　王旭峰老师筹备这本《漫说孕期营养那些事儿》已有多年时间，当他邀请我为该书撰写序言时，我非常开心。早在读者朋友们看到此书前，我已有幸拜读。虽说这是一本科学的孕期营养指导书籍，但其中的语言通俗易懂、毫不晦涩，图文并茂的形式能让读者在阅读时，不会因为内容太过专业而感到乏味枯燥，漫画与文字结合的形式让阅读更轻松，能够清晰地掌握孕期的健康知识，可以说是备孕、怀孕家庭的得力小帮手。

　　我所在的燕之屋企业近年来将目光投向孕期饮食产品的研发上，因此，对于备孕、怀孕、产后三个阶段里妈妈与宝宝所需的营养颇有研究。经过潜心研究，我们发现孕期阶段所需营养的复杂性，因此真切希望每个准备迎接宝宝降临的家庭，能为宝宝的出生做好充足的准备。希望这本《漫说孕期营养那些事儿》能帮助到更多人，也希望所有准爸爸、孕妈妈都能迎来健康、可爱、聪明的家庭新成员。

范群艳

厦门燕之屋生物工程股份有限公司

燕窝研究院院长

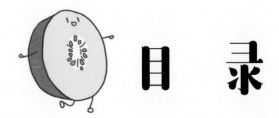

目　录

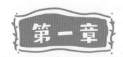

第一章

用不着使劲补——备孕的饮食其实很简单

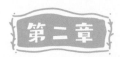

吐吐停停，浑浑噩噩——孕早期的营养要全面

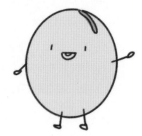

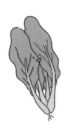

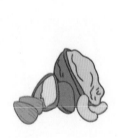
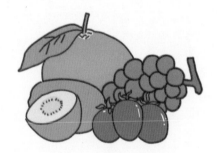

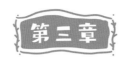

胃口大开，"孕"味十足——孕中期的营养要跟上

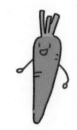

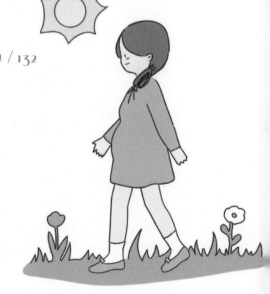

第四章

日益笨拙，问题多多——孕晚期的营养储备

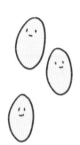

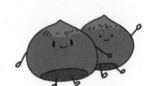

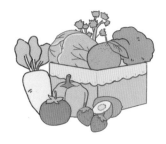

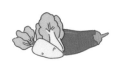

倒计时开始，时刻准备着——临产前吃什么

第六章

宝宝发动，马上"卸货"啦——分娩期间怎么吃

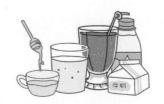

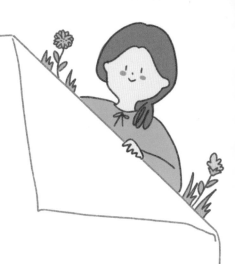

第一章

用不着使劲补
——备孕的饮食其实很简单

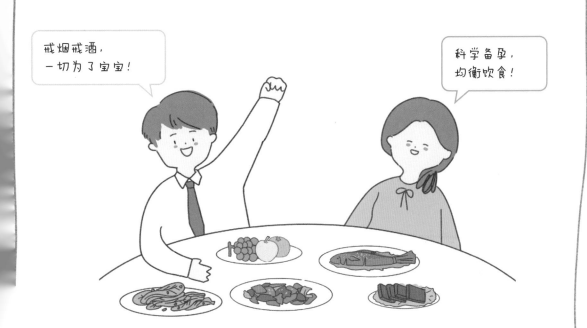

不偏食就好了，很简单吧
——多样化平衡膳食

 准备要宝宝了，
要补充什么营养？

备孕饮食关系到备孕妈妈和胎儿的健康，所以一定要保证均衡地摄入蛋白质、糖类、脂肪、矿物质、维生素等营养素。怎么做到呢？其实很简单，只要每天吃五大类食物，做到平衡膳食就行了。

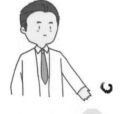 中国营养学会专门为备孕妈妈制定了每日平衡膳食宝塔，大家可以按照这里面建议的摄入量安排备孕饮食，科学又健康！

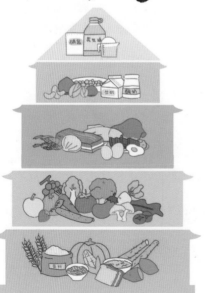

加碘食盐	<6克
油	25～30克
奶及奶制品	300克
大豆/坚果	15/10克
动物性食物	130～180克
瘦畜禽肉	40～65克
每周一次动物血或畜禽肝脏	
鱼虾类	40～65克
蛋类	50克
蔬菜类	300～500克
每周一次含碘海产品	
水果类	200～350克
谷薯类	250～300克
全谷物和杂豆	50～75克
薯类	50～75克
水	1500～1700毫升

平衡膳食宝塔共分五层，包含了每天应摄入的主要食物种类及各种食物的建议摄入量（指食物的生重）。宝塔各层内容不同，反映了各类食物在膳食中应占的比重。

宝塔最底层——谷薯类

【它有什么用】可为备孕妈妈提供充足的糖类。

【吃多少最合适】备孕妈妈每天应摄入250～300克。

全谷物：如面粉、小麦、大米、糯米、玉米、高粱、小米、燕麦等。

杂豆：如绿豆、红豆、芸豆、豌豆、蚕豆等。

薯类：如红薯、紫薯、土豆、南瓜、山药等。

每天需要吃50～75克。

全谷物和杂豆不少于1/3

 营养知识小课堂

什么是全谷物

全谷物是指完整、碾碎、破碎或压片的谷物，仍保留了完整谷粒所具备的胚乳、胚芽、麸皮，营养价值更高。

全谷物

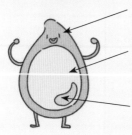

对比分析

麸皮：谷物的外皮，含有膳食纤维、B族维生素及钙、铁等矿物质。

胚乳：谷物的中间部分，主要是淀粉、小部分蛋白质和B族维生素。

胚芽：谷物营养最集中的部分，含有B族维生素、维生素E、不饱和脂肪酸、抗氧化物和植物活性成分。

精制谷物

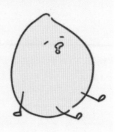

宝塔第二层——蔬果类

【它有什么用】可为备孕妈妈提供丰富的维生素、矿物质和膳食纤维。

【吃多少最合适】备孕妈妈每天应摄入各类蔬菜300～500克，水果200～350克。

茄瓜类：如茄子、番茄、黄瓜、甜椒等。　　根茎类：如胡萝卜、洋葱、芹菜、莲藕等。　　叶、花菜类：如白菜、油菜、菠菜、西蓝花等。　　菌藻类：如香菇、金针菇、木耳、海带、紫菜等。

深色蔬菜营养素更丰富，摄入量可占一半；
每周吃一次含碘海产品，可补碘。

新鲜水果：如苹果、香蕉、橙子、葡萄、梨、桃、樱桃、奇异果、草莓等。 要吃新鲜的应季水果；加工的水果制品、瓶装果汁都不能代替新鲜水果哦！

宝塔第三层——动物性食物

【它有什么用】可为备孕妈妈提供动物性蛋白质、脂肪、矿物质和维生素。

【吃多少最合适】备孕妈妈每天应摄入130～180克。

瘦畜肉：如瘦猪肉、羊肉、牛肉等。　　瘦禽肉：如鸡肉、鸭肉、鹅肉等。　　动物血：如猪血、鸭血。动物肝脏：如猪肝、鸡肝。

记住要去皮、去掉肥肉；
动物血或肝脏每周吃一次就行，可以补充铁元素。

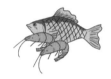 鱼虾等水产：如鲤鱼、鲢鱼、鲫鱼、鲈鱼、带鱼、三文鱼、海虾、扇贝、牡蛎等。 每周至少吃2次水产品，多吃富含ω-3多不饱和脂肪酸的海鱼类。

 蛋类：如鸡蛋、鸭蛋、鹌鹑蛋等。 每天吃1个鸡蛋；普通鸡蛋和柴鸡蛋的营养价值差别不大，没必要吃贵的哦！

宝塔第四层——奶及奶制品、大豆及坚果类

【它有什么用】可以为备孕妈妈提供优质蛋白质、矿物质和维生素。

【吃多少最合适】每天应摄入奶及奶制品300克，大豆及豆制品15克，坚果类10克。

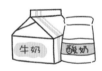 奶及奶制品：如牛奶、羊奶、酸奶、奶粉等。 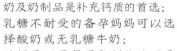 奶及奶制品是补充钙质的首选；乳糖不耐受的备孕妈妈可以选择酸奶或无乳糖牛奶；酸奶是不是复原乳制作的不重要，关键要喝原味、低糖的；注意乳酸饮料是饮料，不是奶制品哦！

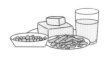 大豆及豆制品：如黄豆、黑豆、青豆、豆腐、豆皮、豆浆、腐竹、豆腐脑等。 豆浆必须煮透才能喝。

 坚果类：如核桃、榛子、开心果、松子、腰果、葵花子、南瓜子等。 选择新鲜的、保存得当的原味坚果，已经剥壳且非密封保存的坚果不建议买；10克坚果=2～3个核桃=4～5个板栗=带壳葵花子20～25克。

宝塔第五层——油和加碘食盐

【它有什么用】可为备孕妈妈提供脂肪和能量。

【吃多少最合适】每天摄入油 25～30克，碘盐少于6克。

油：花生油、玉米油、大豆油、葵花子油、橄榄油、菜籽油等。

富含不饱和脂肪酸；

炒菜选择植物油，尽量不吃动物油脂；

定量用油，少用油炸的烹调方法。

加碘食盐

隐性盐：如酱油、味精、香肠、腌制食品、酱等。

备孕妈妈吃加碘食盐可以补碘；

注意是这两类加起来的摄盐量不超过6克哦！

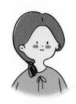

其实就是什么都吃点呗。

对，不偏食就可以了。此外，备孕妈妈每天还要饮水1500～1700毫升，坚持中等强度的有氧运动30分钟。

卵公主有偏爱——
高质量的卵子需要什么营养

　　要想生个健康又聪明的宝宝，离不开高质量的精子与卵子。备孕期间的饮食安排会直接影响卵子的质量以及将来胎儿的健康状况。

卵子质量影响受孕

　　卵子是女性的生殖细胞，如果卵子质量好，并且每个月都会定期排卵，那么受孕的概率就会很大。但是，如果卵子发育不好、质量差，无法与精子相遇形成受精卵，就会导致受孕失败；或者即使勉强与精子结合形成了受精卵，受精卵的发育大多也会出现问题，很容易流产。

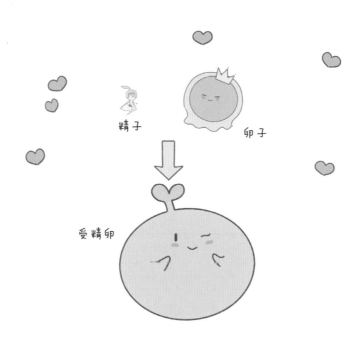

精子　　　卵子

受精卵

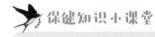
保健知识小课堂

你的卵子质量高吗

　　卵子是在卵泡中发育成熟后才排出来的，所以，卵子质量高不高，关键要看卵泡的成熟度。成熟的卵泡在18～23毫米之间，这时候排出的卵子才会成熟健康。如果想要宝宝的你，排卵时间并不规律，就可以通过B超来监测卵泡的排卵时间和发育情况。一般情况下，自月经周期的第10天起，每2天B超监测1次，当发现卵泡直径达17毫米时，应改为每天监测1次，直至排卵为止。

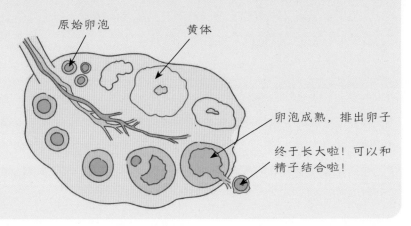

原始卵泡

黄体

卵泡成熟，排出卵子

终于长大啦！可以和精子结合啦！

影响卵子质量的营养素

　　● 优质蛋白质：蛋白质是构成人体细胞的主要原材料，是生命的物质基础。可以说，没有蛋白质就没有生命，所以，备孕期间摄入充足的优质蛋白质，对提高卵子质量非常重要。

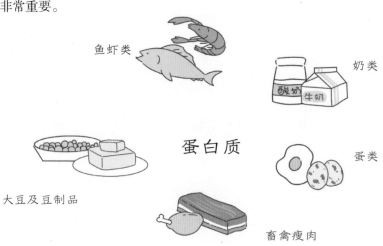

鱼虾类

奶类

蛋白质

蛋类

大豆及豆制品

畜禽瘦肉

● 铁：铁是血红蛋白的重要组成部分，能为卵子提供充足的养分。

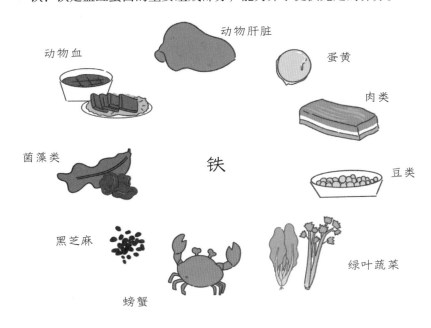

铁

动物血　动物肝脏　蛋黄　肉类　菌藻类　豆类　黑芝麻　螃蟹　绿叶蔬菜

● 适量脂肪和胆固醇：脂肪能为人体供给能量和必需脂肪酸，而且是细胞的重要组成部分；脂肪还具有调节内分泌的作用，雌激素就主要是由脂肪中的胆固醇转化而来的，适量摄入有利于雌激素的合成。

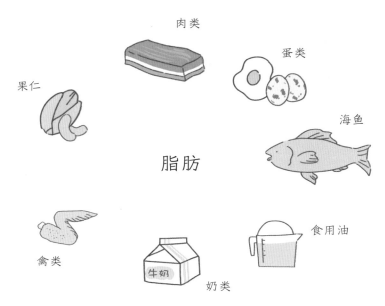

脂肪

果仁　肉类　蛋类　海鱼　禽类　牛奶　奶类　食用油

● 维生素C：在人体内，维生素C是高效抗氧化剂，许多物质的合成、代谢、吸收都需要维生素C的参与，特别是它能促进铁的吸收，是提高卵子质量的重要助手。

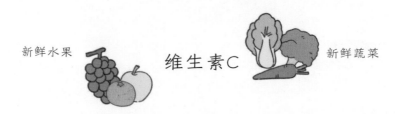

新鲜水果　　　维生素C　　　新鲜蔬菜

● 植物雌激素：植物雌激素属于外源性激素，可促进性激素生成，有效促进卵泡的发育，促进排卵，增加受孕概率。

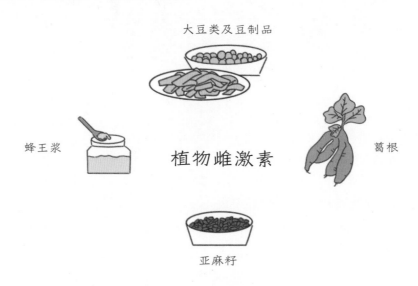

大豆类及豆制品

蜂王浆　　　植物雌激素　　　葛根

亚麻籽

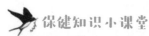
保健知识小课堂

改善卵子质量的方法还有哪些

● 年龄：女性最佳生育年龄是25～30岁，35岁之后卵子质量会迅速下降，受孕概率也会变低，所以，最好是在适龄的时候生育。

● 适当运动：每天坚持30分钟的有氧运动，可提升身体素质，养出优质卵子。

● 远离有害物质：汽车尾气、工业排放、烟草、杀虫剂、劣质日化用品等，均含有影响卵子质量的有毒物质。

● 改善生活方式：保证充足的睡眠，不熬夜；学会放松心情，舒缓紧张焦虑的情绪，避免精神压力过大；保持每周1～2次和谐的性生活，有利于卵巢健康。

提高卵子质量的饮食——番茄土豆炖牛肉

食材：牛腩、土豆、番茄、姜片各适量。

调料：清汤、碘盐、食用油各适量。

做法：

1.牛腩洗净、切成块，土豆削皮、切成滚刀块，番茄用开水烫去外皮、切成块。

2.牛腩块放入锅内煮沸，撇去浮沫，捞出，清水洗净，沥水。

3.热油锅，放入姜片，爆炒出香味，放入牛腩块、土豆块，快速翻炒，倒入番茄块及清汤，大火烧开后改用中火，烧至牛腩松软、土豆散裂。

4.撒入碘盐，大火收汁。

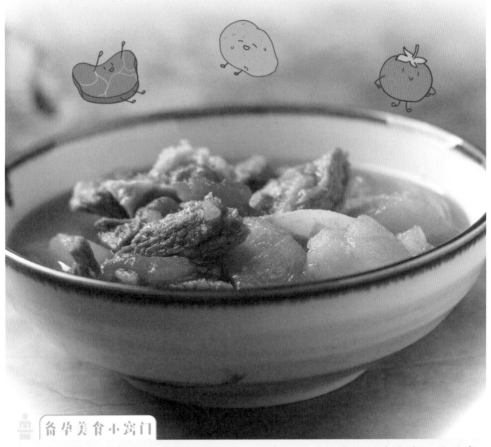

备孕美食小窍门

烹饪肉类、鱼类时尽量不要烧糊，因为蛋白质被烧糊后会产生一种致癌物，虽然含量很少，但为了健康，还是尽量避免吧。

提高卵子质量的饮食——五彩干豆腐卷

食材： 干豆腐1张，紫甘蓝、胡萝卜、红辣椒、黄豆芽、生菜、香椿苗各适量。

调料： 碘盐、橄榄油、花椒油、生抽各适量。

做法：

1. 上述蔬菜洗净，切丝。

2. 黄豆芽放入开水中烫一下，捞出，控干水分，备用。

3. 所有食材放入盆中，加入橄榄油、碘盐、花椒油拌匀。

4. 拌好的蔬菜用干豆腐卷好，切段。

5. 在干豆腐上淋上少许生抽、点缀香椿苗即可。

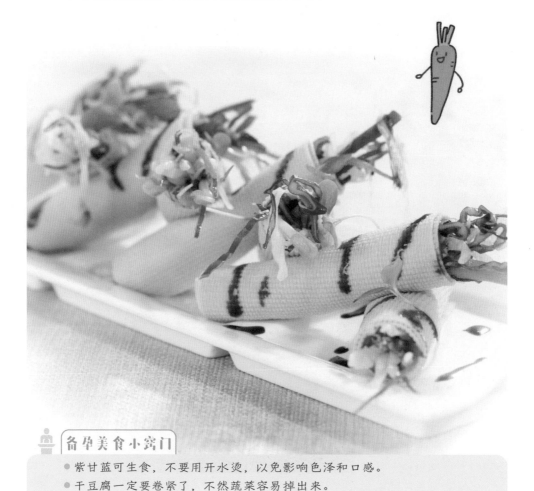

备孕美食小窍门

- 紫甘蓝可生食，不要用开水烫，以免影响色泽和口感。
- 干豆腐一定要卷紧了，不然蔬菜容易掉出来。
- 生抽可以根据口味选择，或者用甜面酱代替，浇、蘸均可。

精王子也要一起努力啊 ——吃什么让精子更有活力

有了高质量的卵子，还需要有活力十足的精子才可能成功受孕哦！

精子活力是受孕的关键

卵子进入输卵管后，到了快要拐弯的地方就停下不走了，在这里等待精子的到来。精子在阴道里最多能存活3天，在此期间，它们需要从阴道游到子宫里，再穿过子宫游到输卵管末端，才能见到卵子，所以，受孕能否成功，关键还是要看精子的活力。

精子活力，也就是精子的活跃度，是指精液中呈前进运动的精子所占的百分率，它是判断精子质量的一个重要指标，备孕爸爸可以通过精液常规检查来检测自己的精子活力情况。临床上，根据精子运动的曲线，可以将精子活力分为4个等级。

A级：精子最为活跃，一般呈快速的直线运动；

B级：精子一般呈缓慢的直线运动；

C级：精子主要在原地活动；

D级：精子基本不动。

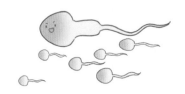

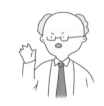

只有能够进行前进运动的精子才可能具有正常的生存能力和受精能力。如果备孕爸爸A级和B级的精子所占的比例能达到32%，就属于精子活力正常，备孕妈妈受孕概率就比较大；如果低于这个数值，就属于精子活力低，又称为弱精子症，患有弱精子症的男性应及时治疗。

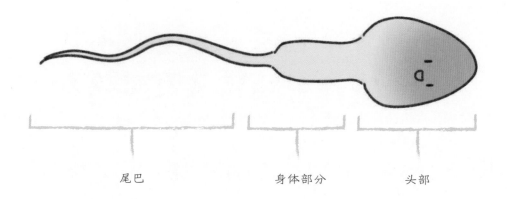

尾巴　　　　　　身体部分　　　　　　头部

影响精子活力的营养素

锌：直接参与精子内的糖酵解和氧化过程，保持精子细胞膜的完整性和通透性，维持精子的活力，改善精子的质量。

含锌丰富的食物：动物内脏、牛肉、牡蛎、扇贝、芝麻、豆类、花生、杏仁等。

钙：对促进精子的运动、维持透明质酸酶的活性具有非常重要的作用。

含钙丰富的食物：奶类及乳制品、豆类及大豆制品、干果、海藻类、可连骨吃的小鱼及一些绿色蔬菜。

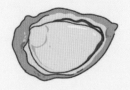

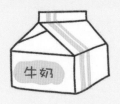

牛奶

镁：可以调节神经和肌肉活动，有助于提高男性的生育能力，增强精子活力，增加受孕概率。

含镁丰富的食物：糙米、荞麦、菠菜、苋菜、毛豆、牡蛎、花蛤、沙丁鱼干、花生、杏仁、核桃仁、南瓜子等。

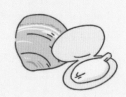

硒：参与睾酮的生物合成，有助于精子的形成和正常发育。

含硒丰富的食物：鲽鱼、鲣鱼、牡蛎、鲑鱼、猪肝、牛肉、鸡蛋等。

精氨酸：精氨酸是制造精子的物质，能提高精子活动的能力。

含精氨酸丰富的食物：鳝鱼、墨鱼、章鱼、海参、核桃、花生、芝麻、紫菜、豌豆等。

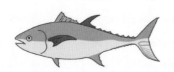

维生素E：又名生育酚，能促进性激素分泌，有助于精子的生成，提高精子活力，延长精子寿命。

含维生素E丰富的食物：植物油、瘦肉、蛋类、乳类、核桃、松子等。

糖类：是人体热量的主要来源，如果精液中糖类含量低，容易引起死精症。

含糖类丰富的食物：各种谷薯类食物、水果等。

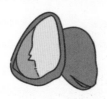

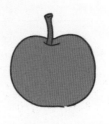

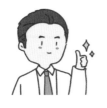

此外，蛋白质和维生素C也都有利于提高精子的质量和活力，备孕爸爸也需要多补充哦！

提升精子活力的饮食——黄芪鳝鱼汤

食材： 鳝鱼1条，黄芪20克，陈皮适量，红枣3颗，山药1段，姜片适量。

调料： 白胡椒、料酒各适量，碘盐少许。

做法：

1. 鳝鱼宰杀，处理干净，撒上白胡椒、料酒腌制去腥备用。

2. 红枣洗净，去核。

3. 山药去皮，洗净，切块。

4. 陈皮洗净。

5. 处理好的所有食材和姜片、黄芪一起放入砂锅内，加入适量清水，大火烧开后改用小火炖煮。

6. 炖煮1小时后，加入碘盐调味即可。

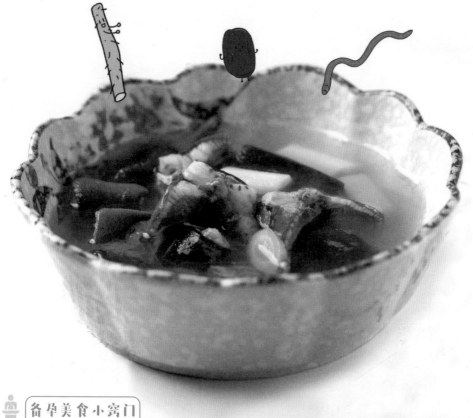

备孕美食小窍门

　　去除鳝鱼表面的黏液时，可将90℃的热水浇在鱼身上，用小茶匙刮去黏液，再用冷水冲洗一下即可。

提升精子活力的饮食——木耳黄瓜炒鸡蛋

食材： 黄瓜2根，水发木耳50克，鸡蛋2枚，大蒜2瓣。

调料： 盐、酱油、香醋、食用油各适量。

做法：

1. 鸡蛋在碗内打散；黄瓜洗净，切成菱形片；泡发好的木耳洗净，撕成小朵；大蒜切成碎末。

2. 油锅烧热，滑入蛋液炒成小块鸡蛋，盛出备用。

3. 油锅再次烧热，放入蒜末爆香，放入黄瓜片、木耳，炒熟后加入鸡蛋块，快速翻炒几下后，依次加入盐、酱油、香醋拌匀即可。

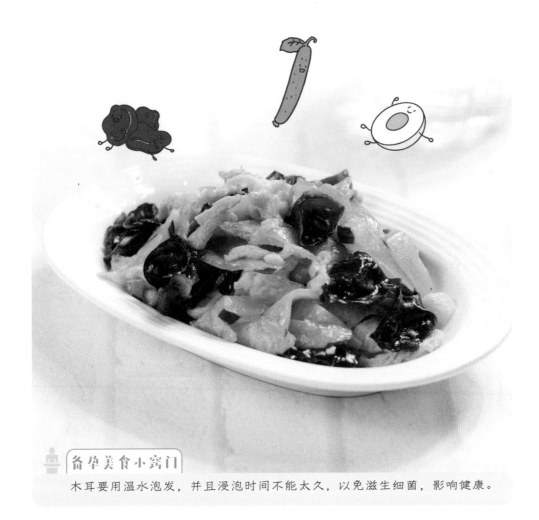

备孕美食小窍门

木耳要用温水泡发，并且浸泡时间不能太久，以免滋生细菌，影响健康。

一定要补它
——不可或缺的叶酸

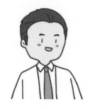

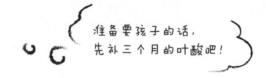

准备要孩子的话，
先补三个月的叶酸吧！

为什么啊？
叶酸是叶子里的一种酸吗？

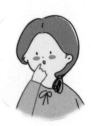

叶酸的作用

叶酸是一种水溶性的B族维生素，也就是维生素B_9，由于最初是在菠菜叶中被发现的，所以称为"叶酸"。

叶酸是胎儿神经发育的关键营养素，对细胞的分裂和生长及核酸、氨基酸、蛋白质的合成具有重要作用。一旦缺乏，对胎儿和准妈妈都会造成很大危害。

无脑儿　　脊柱裂　　　发育迟缓　死胎

智力低下　先天性心脏病　唇腭裂畸形

叶酸缺乏

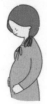

胎盘早剥　先兆子痫　自发性流产

巨幼红细胞性贫血　妊娠期高血压疾病

什么时候补叶酸

最迟应该从孕前3个月开始补叶酸，受孕时体内的叶酸水平才能达到需求哦！怀孕后也要继续补，至少服用到孕后3个月，最好一直持续到整个孕期结束。

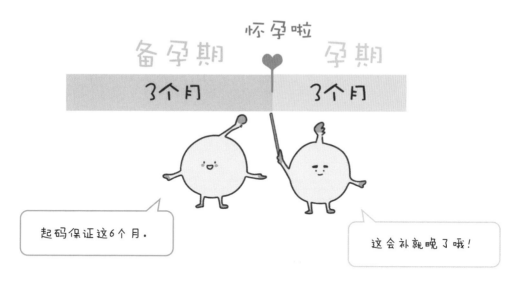

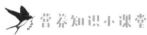 营养知识小课堂

没补叶酸就怀孕了怎么办

如果怀孕时间不到3个月，就应该赶快吃上叶酸，且不要过于紧张，绝大部分人是不缺乏叶酸的。同时，要做好定期的检查，一旦发现严重的神经管缺陷畸形，应尽早终止妊娠。

准爸爸也要补叶酸哦

不光准妈妈要补叶酸，准爸爸也要一同补充叶酸哦！这样可以提高精液浓度和精子活力，孕育更健康的宝宝。

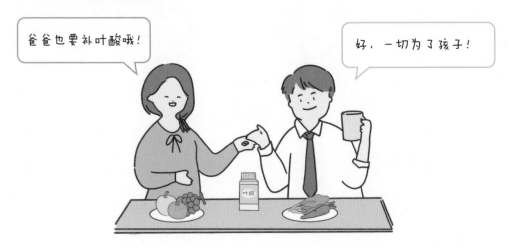

如何科学补叶酸

孕妈妈对叶酸的需求量比正常人高，每天需要600微克才能满足胎儿的生长需求和自身需要。但人体不能自己合成叶酸，天然叶酸只能从食物中摄取，所以，备孕的爸爸妈妈们要牢记，多吃叶酸含量高的食物。

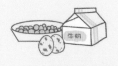

橘子、橙子、柠檬、柚子等。

菠菜、油菜、西蓝花、芦笋、莴笋、芹菜等。

黄豆、豆腐、豆干、腐竹、蛋类、牛奶、乳制品。

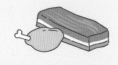

花生、葵花子、核桃、腰果、栗子、杏仁、松子等。

大麦、米糠、小麦胚芽、糙米等。

动物肝脏、牛肉、羊肉、鸡肉等。

不过，叶酸具有不稳定性，遇光、遇热容易损失，所以人体真正从食物中获得的叶酸并不多。那怎么办呢？不用担心，食物补不足，叶酸补充剂来补。叶酸补充剂比食物中的叶酸更易于被人体吸收利用。

只要保证正常饮食并且每天服用剂量为400微克的叶酸片就可以了。

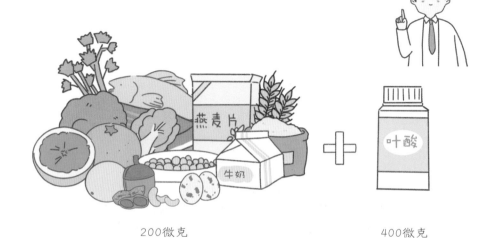

200微克   400微克

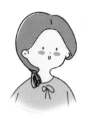

备孕三个月了还没有成功，叶酸是否还要继续吃？

需要。叶酸是水溶性维生素，人体每天都在流失叶酸，女性朋友流失得更多，所以，如果你有怀孕的打算，就需要持续补充叶酸。

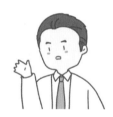

富含叶酸的食谱——果仁菠菜

食材：菠菜300克，花生仁、腰果各20克。

调料：碘盐少许，米醋、海鲜酱油、香油、食用油各适量。

做法：

1. 菠菜择洗干净，切成小段；花生仁、腰果入锅炸熟，捞出备用。

2. 菠菜下到开水锅中氽烫熟，捞出冲凉后放入盆中。

3. 加入花生仁、腰果、米醋、碘盐、海鲜酱油、香油，拌匀即可。

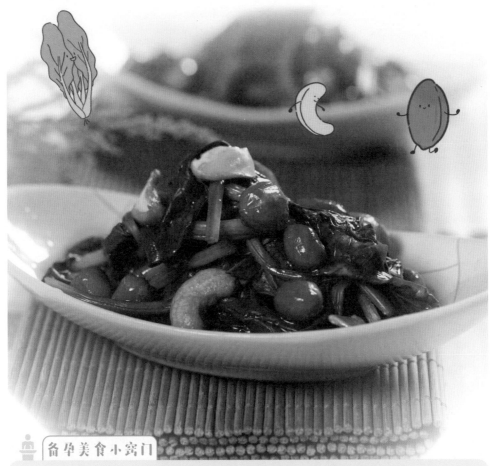

备孕美食小窍门

菠菜中含有很多的草酸，容易与人体内的钙、镁等矿物质发生反应，形成草酸钙，所以，在食用时，一定要注意先焯水哦！

也别忘了它
——备孕期补碘也很重要

　　碘是人体必需的微量营养素之一。人体内的碘绝大部分存于甲状腺中，约为8～15毫克，可维持机体2～3个月的需要。

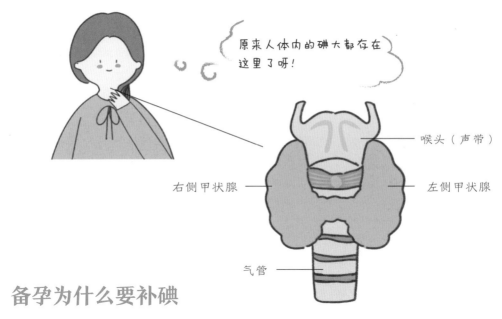

原来人体内的碘大都存在这里了呀！

喉头（声带）

右侧甲状腺　　　　　　　　　　　　　　左侧甲状腺

气管

备孕为什么要补碘

　　碘是合成甲状腺激素的主要原料，而甲状腺激素参与体内各种营养素的代谢，可促进体格、智力及神经系统的发育。如果女性在孕前期和孕早期缺碘，将不利于胎儿的发育。

　　缺碘所产生的影响：

　　● 胎儿：影响胎儿中枢神经及大脑的发育，导致胎儿发育迟缓、畸形、早产、流产或死胎。

　　● 出生后：易患克汀病（呆小病），表现为听力和语言障碍、运动障碍、身材矮小、智力低下等。

　　因此，建议备孕妈妈到医院测定尿液中的碘含量，如果不足，应及时补充。

碘要怎么补

备孕妈妈碘参考摄入量为150微克/天，孕期为200微克/天，保证这些摄入量，就可以为胎儿供给充足的碘。

● 补碘途径———食用加碘食盐

我国现行食盐强化碘量为25毫克/千克，碘的烹调损失率为20%，按每天食盐摄入量5克计算，可摄入碘约100微克/天。

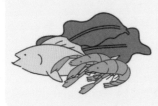

● 补碘途径二——食用富含碘的海产品

备孕妈妈在坚持规律食用碘盐的基础上，还需要每周食用1次富含碘的海产品，如海带、紫菜、黄花鱼、鲜鲅鱼、带鱼、海蜇、扇贝、牡蛎、海虾等，可预防碘缺乏。

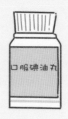

● 补碘途径三——服用碘制剂

如果通过以上两种方法补碘仍然缺碘的话，可在医生的指导下口服碘油丸、含碘药物及营养素补充剂等。

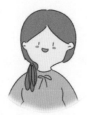

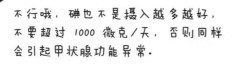

那我就多补碘，宝宝会更聪明吧！

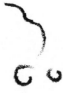

不行哦，碘也不是摄入越多越好，不要超过1000微克/天，否则同样会引起甲状腺功能异常。

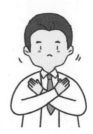

补碘美食——凉拌海蜇头

食材： 海蜇头100克，紫甘蓝、黄瓜各50克，大蒜3瓣。

调料： 生抽、香醋、碘盐、香油各适量。

做法：

1.海蜇头用凉水泡1~2天，期间换两三次水，然后洗净，切成丝，用大约80℃的热水烫一下，马上捞出，挤干水分备用。

2.紫甘蓝、黄瓜洗净，分别切成丝；大蒜切成碎末放入小碗，加入适量香醋、生抽、香油、碘盐调成调味汁。

3.准备一个大碗，将海蜇头丝、紫甘蓝丝、黄瓜丝放入大碗内，然后将调味汁浇上拌匀即成。

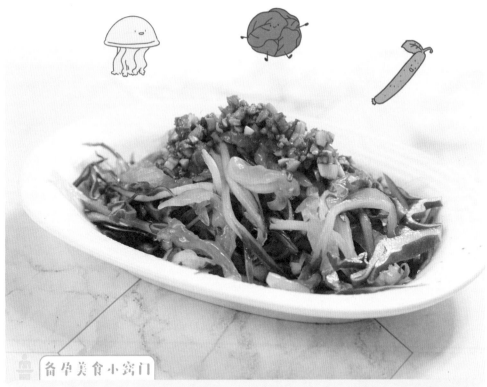

备卓美食小窍门

● 正常海蜇呈红黄色，有光泽，肉杆完整而坚实，无异味。如果海蜇头捏起时易破裂，肉质发酥，色泽呈紫黑色，说明其已经变质，不能食用。

● 海蜇在食用前一定要在清水中浸泡1~2天去盐，在调汁时也要根据海蜇的咸淡来调节。

"H" 分值高咋办——能降低同型半胱氨酸水平的营养素

什么是同型半胱氨酸

同型半胱氨酸（Hcy）是一种含硫氨基酸，为蛋氨酸和半胱氨酸代谢过程中产生的重要中间产物。它在人体血清中的水平称为"H值"，一般正常范围是 5～15 微摩尔/升，如果超过这个数值，就属于高同型半胱氨酸血症了，会大大增加心脑血管疾病的发病风险，而对备孕妈妈来说，很可能会导致不孕。

同型半胱氨酸水平升高为什么会导致不孕

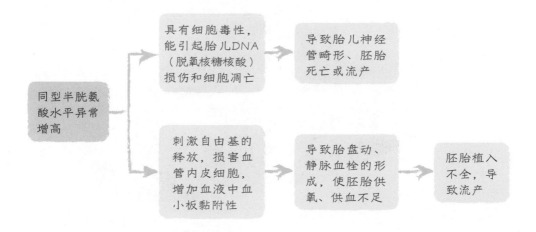

同型半胱氨酸水平异常增高
→ 具有细胞毒性，能引起胎儿DNA（脱氧核糖核酸）损伤和细胞凋亡 → 导致胎儿神经管畸形、胚胎死亡或流产
→ 刺激自由基的释放，损害血管内皮细胞，增加血液中血小板黏附性 → 导致胎盘动、静脉血栓的形成，使胚胎供氧、供血不足 → 胚胎植入不全，导致流产

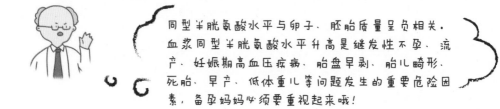

同型半胱氨酸水平与卵子、胚胎质量呈负相关。血浆同型半胱氨酸水平升高是继发性不孕、流产、妊娠期高血压疾病、胎盘早剥、胎儿畸形、死胎、早产、低体重儿等问题发生的重要危险因素，备孕妈妈必须要重视起来哦！

B族维生素是同型半胱氨酸的克星

同型半胱氨酸水平增高，主要是由于叶酸、维生素B$_6$、维生素B$_{12}$摄入不足所致，所以，当备孕妈妈查出来同型半胱氨酸水平偏高时，可以通过补充B族维生素（包括叶酸、维生素B$_6$、维生素B$_{12}$）来使同型半胱氨酸水平降低，不仅能提高生育能力，还能避免孕期可能出现的很多问题。

● 补充途径一：遵医嘱服用叶酸制剂或复合维生素B片，可以同时补充多种B族维生素。

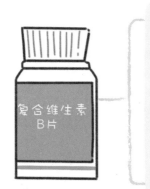

维生素B$_1$：构成辅酶，维持神经、肌肉和循环系统的功能。

维生素B$_2$：构成辅酶，参与氨基酸的代谢。

烟酸：参与各种酶促氧化还原反应。

泛酸：是辅酶A的重要组成物质，参与体内的能量代谢。

维生素B$_6$：是氨基酸代谢的主要辅酶。

维生素B$_{12}$：作为多种辅酶参与体内的生化反应。

● 补充途径二：多吃富含B族维生素的食物，如动物内脏、蛋、奶、瘦肉等动物性食物；菠菜、莜麦菜、油菜、芹菜等绿叶蔬菜；核桃、榛子、花生等坚果；糙米、小麦、燕麦等全谷物；牡蛎、扇贝、蚬子等贝壳类食物。

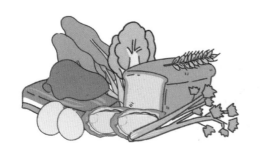

微信扫码

◎ 孕期知识百科
◎ 膳食营养指南
◎ 胎教音乐合辑
◎ 心理健康课堂

可降同型半胱氨酸水平的食谱——**猪肝粥**

食材： 猪肝50克，大米100克，葱花、姜丝各适量。

调料： 料酒、碘盐、香油各适量。

做法：

1. 猪肝洗净，切薄片，装入碗内，加葱花、姜丝、料酒，抓拌均匀，备用。

2. 大米洗净，放入锅中加水煮粥，煮沸后放入猪肝片。

3. 粥熟后加碘盐、香油调味，最后再放入少许葱花即可。

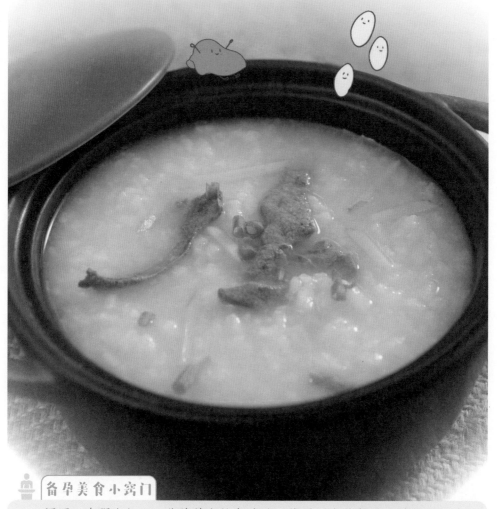

备孕美食小窍门

还可以在粥中加入一些菠菜来补充叶酸，降同型半胱氨酸的效果更佳哦！不过要记得，菠菜要先焯水，粥熟之后再放进去。

改了吧
——不利于优孕的饮食习惯

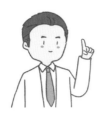

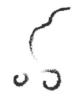

要想优生优孕，保证营养是关键，所以，备孕的爸妈如果有这些不良饮食习惯，还是赶紧改了吧！

长期吃素

不管出于什么原因，长期吃素必然会导致脂肪、铁、钙等营养素摄入不足，蛋白质的质和量不够理想，因此对体内激素分泌造成影响，严重的会导致不孕。

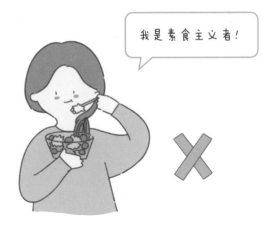

我是素食主义者！

挑食、偏食

有的人不吃内脏（如猪肝），有的人不吃粗粮，有的人不吃鱼虾……长此以往，会造成饮食单一、营养缺乏，对自己的身体极为不利，进而影响受孕率。

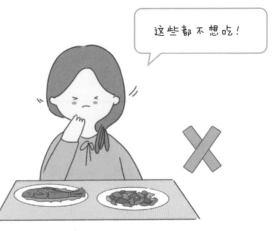

这些都不想吃！

饮食无节制

　　备孕期补充营养并不意味着要大吃特吃，无节制进食，而应本着科学补充、合理安排一日三餐的原则进行补充。无节制进食不仅不能补充身体营养，反而会给自身的代谢增加负担，以致体重快速增长，影响受孕概率。怀孕后也很可能会因营养过剩使胎儿发育成巨大儿，这对母胎双方来说都是不利的。

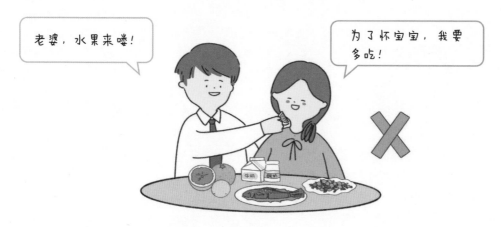

嗜食辛辣

　　辛辣食物可以激发人的食欲，但因为其对肠胃刺激性较强，所以肠胃功能不好的备孕妈妈就最好别吃了。同时，辛辣口味的食物大多重油重盐，并不健康，所以，备孕妈妈如果想吃辣，可以适量地选择新鲜辣椒入菜。

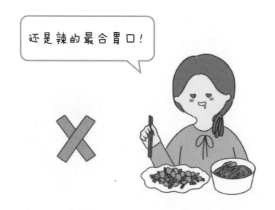

吸烟喝酒

　　备孕爸爸吸烟喝酒会影响精子的活力，降低精子质量，而备孕妈妈吸烟喝酒的话，同样会造成卵子畸形，受孕时形成异常受精卵，不能顺利在子宫内着床，导致流产。此外，酒精还可以通过胎盘进入胎儿的血液，影响胎儿发育，造成其中枢神经系统发育异常、智力低下等。因此，备孕爸妈至少需要从计划怀孕前6个月戒掉烟酒，备孕妈妈还要远离吸烟的环境，以减少被动吸烟带来的伤害。

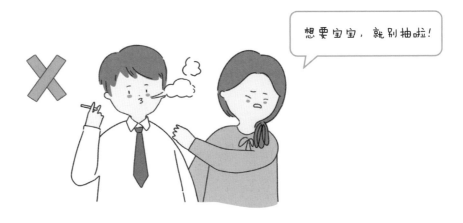

嗜吃膨化食品

很多女性喜欢吃薯片、爆米花等膨化食品，但是膨化食物不仅营养价值低，而且钠、糖、油脂含量都很高，也含有较高的热量，增重能力非常强，所以，备孕妈妈应及时改掉将膨化食品作为零食的习惯，选择酸奶、水果、坚果等相对健康的零食。

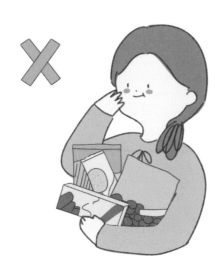

你的体重达标了吗
——肥胖和消瘦都会妨碍怀孕

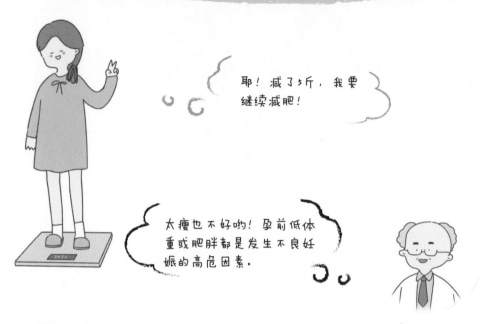

耶！减了5斤，我要继续减肥！

太瘦也不好哟！孕前低体重或肥胖都是发生不良妊娠的高危因素。

孕前体重不达标的危害

孕前超重或肥胖

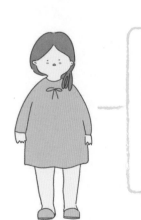

备孕期：月经周期紊乱，内分泌失调，影响正常排卵，不易受孕。

孕早期：容易流产、胎停育。

孕中期：增加患妊娠期高血压、糖尿病、巨大儿的风险，且危险度随着肥胖程度的增加而增加。

孕晚期：增加难产、胎儿窒息等风险。

孩子出生后：增加出生缺陷、新生儿死亡，产妇产后抑郁、产后血栓、产后感染的风险。

孩子成年后：增加患肥胖、哮喘、代谢综合征、神经疾病的概率。

孕前消瘦

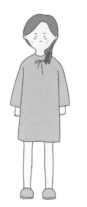

备孕期：体内脂肪不够，导致内分泌紊乱，不易怀孕。

妊娠期：胎儿生长发育迟缓。

孩子出生后：增加低出生体重儿或早产儿的风险。

孩子成年后：增加心血管疾病、糖尿病等慢性病的发病概率。

孕前体重多少最合适

为了避免肥胖或消瘦对妊娠的不良影响，备孕妈妈最好在孕前将体重调至适宜水平。一般可以通过体重指数（BMI）来判断自己的体重情况。

体重指数（BMI）=现有体重（千克）÷[身高（米）]^2

体重超标或过于消瘦的备孕妈妈最好将体重指数调至18.5～23.9的范围，这样就可以在最佳的生理状态下孕育宝宝了。

中国成年人体重指数标准			
消瘦	正常	超重	肥胖
<18.5	18.5～23.9	24～27.9	≥28

例如：一名备孕妈妈体重为50公斤，身高是1.60米，她的BMI=50÷1.60^2=19.5，是适宜的。如果你的BMI<18.5，就应该在备孕时增加体重；而如果你的BMI≥28，就应该在备孕时适当减肥了。

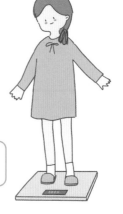

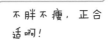
不胖不瘦，正合适啊！

孕前体重偏高怎么办

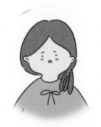

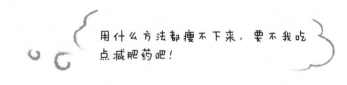
用什么方法都瘦不下来，要不我吃点减肥药吧！

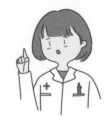

千万别，几乎所有减肥药对胎儿都有不良影响。要想成功减肥，只需要掌握两大法宝，每周减0.5~1千克，坚持半年，就可降低BMI的10%。

控制饮食迈出科学减肥第一步

第一，要改变不良的饮食习惯，把吃饭的速度降下来，这样大脑才有时间发出"吃饱了"的信号。

第二，控制能量摄入。不管你原来吃多少，每天少吃500~1 000千卡（1千卡约等于4.184千焦耳）的食物，逐渐将每天摄入的总热量控制在1 000~2 000千卡。

第三，改变吃饭的顺序，可以先喝水或少油的汤，再吃淀粉少的蔬菜，最后再吃肉类和主食，注意细嚼慢咽，利于消化。

先喝点水，就可以少吃点饭了。

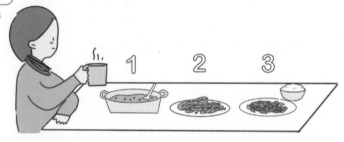

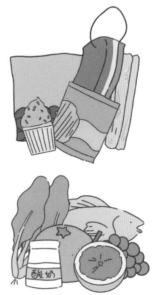

第四，所有高能量、高脂肪、高糖的饮品和零食都不要吃了；精制食品、加工肉类、煎炸食物等都要少吃。

第五，多选择低升糖指数、高营养素密度的食物，比如各种新鲜蔬菜、水果、全谷物、豆类、鲜奶、鱼禽肉蛋等。

合理运动提高减肥效率

肥胖的备孕妈妈在控制饮食的同时，应增加运动，推荐每天30～90分钟中等强度的有氧运动，比如游泳、慢跑、快步走、跳舞、打羽毛球等，不宜强度过高，保证运动过程中可以较为轻松地讲话即可。

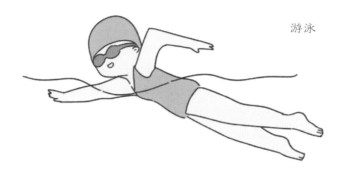

游泳

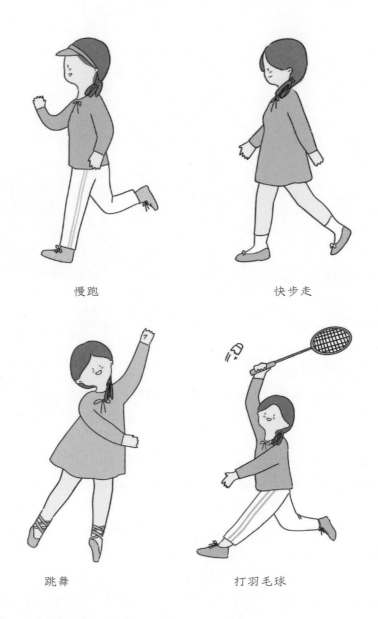

慢跑 快步走

跳舞 打羽毛球

孕前体重偏低怎么办

对于过瘦的备孕妈妈（BMI＜18.5），就要想办法增加体重了。首先要排除疾病原因，然后通过增加营养和适量运动来达到增重的目的。

加强营养科学增重

第一，每天三餐按时吃，保证营养均衡，选择的食物要多样化。

第二，每天可以有1～2次的加餐，多吃一些高蛋白的食物。

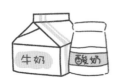

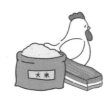

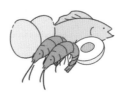

每天增加奶类200克。

每天增加粮谷类或
禽畜肉类50克。

每天增加蛋类或鱼
类75克。

第三，多吃补血食物。身材偏瘦的备孕妈妈多有贫血，如果怀孕了，贫血现象会更严重，所以，备孕增重期间，要多吃红枣、红豆、动物内脏等铁含量高的食物。

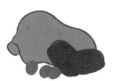

规律运动提高身体机能

体重过轻的备孕妈妈要避免久坐，坚持每天或每周5天以上中等强度的运动，每次坚持10分钟以上，有助于提高代谢率，改善内分泌系统，帮助健康增重。此外，做做家务、上下楼时少乘电梯等，也可以达到运动的目的。

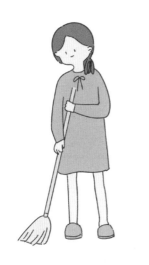

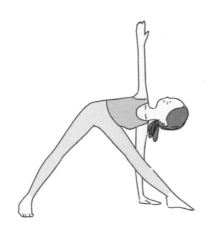

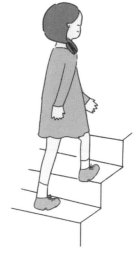

扫地、做瑜伽、爬楼梯等都是不错的运动方式。

药，能吃吗
——孕前和孕期如何用药

我有点感冒了，要不要吃点药呢？

医生不是说了吗，能不吃药就不吃，万一怀孕了呢？

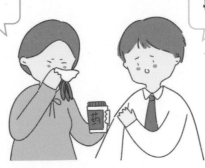

药物对男性生育能力的影响

有些药物，比如性激素药物、抗菌药、免疫抑制剂等，对男性的生育能力会有很大的影响，比如：

- 影响体内激素的正常分泌；
- 降低睾丸功能，干扰精子的形成；
- 损害射精功能和阴茎的勃起功能；
- 降低性欲，影响备孕夫妻之间正常的性生活；
- 产生受到损害的精子，导致新生儿缺陷、婴儿发育迟缓、行为异常等。

药物对精子的影响期限是3个月，所以，备孕爸爸如果有长期用药史，一定要等病愈或停药3月以上再让妻子受孕。如果有基础疾病必须服药，要事先咨询医生，千万不要擅自做主哦。

现在这些药我都不能吃。

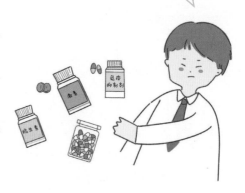

药物对卵子和胎儿的影响

激素、抗菌药、免疫抑制剂等药物对卵子的影响期限也是3个月，且药物对卵子的影响主要存在于受精后的胚胎形态，尤其对妊娠4周以后的胎儿影响最大，因为此时正是胎儿中枢神经系统、心脏、眼睛、四肢等开始形成的时期，对药物最为敏感，胎儿极易受药物影响而导致畸形。

这个时期好多孕妈妈还不知道自己已经怀孕了，所以，备孕期间和孕期能不吃药就尽量别吃，万一伤害了胎儿，岂不是追悔莫及。

孕妈妈和胎儿通过胎盘进行物质交换，大多数药物都能经胎盘进入胎儿体内，影响胎儿正常发育。

孕前及孕期的用药原则

为避免药物对胎儿的影响，孕前和孕期的用药应遵循以下原则：

- 可不用的药，不要用；
- 必须用的药，一定要在医生指导下谨慎使用；
- 能用单一药物治疗，就应避免联合用药；
- 尽可能使用最低有效剂量，尽量缩短用药疗程，及时减量或停药；
- 避免用广告药品或不了解的新药。

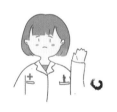

注意！切忌自己滥用药物或听信"偏方、秘方"。如果孕妈妈误服了对胎儿有害的药物，应尽快咨询医生，根据情况综合考虑是否要终止妊娠。

如果长期服避孕药
——停药后要注意补充这些营养素

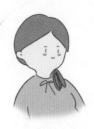

避孕药我已经停掉了.

在准备要宝宝以前，部分女性朋友会采用口服避孕药的方法来避孕。但是，避孕药属于激素类药物，长期服用会影响体内营养的吸收和代谢，尤其是B族维生素和维生素C。

长期服用避孕药

导致维生素B₂缺乏	导致维生素B₆过度消耗	降低血液中维生素B₁₂的浓度	使叶酸吸收减少	加速维生素C的破坏速率
易患口角炎、舌炎、结膜炎及脂溢性皮炎等	可出现兴奋、不安、反射亢进、惊厥、周围神经炎、抑郁症等	影响机体造血功能，导致贫血	宫颈细胞发育不良，贫血	易出现鼻衄、牙龈及皮下组织出血等

正因为如此，长期服用避孕药的女性要在怀孕前3个月停药，并注意多吃富含B族维生素和维生素C的食物，必要时可遵医嘱服用B族维生素片、维生素C制剂或复合维生素。

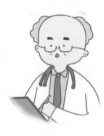

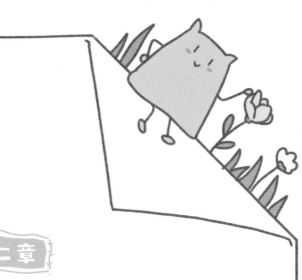

第二章

吐吐停停，浑浑噩噩
——孕早期的营养要全面

老婆，刚怀孕营养不能缺啊！

老公，这些都吃不下！

从受精卵到人模人样
——1~3个月的胎儿长这样

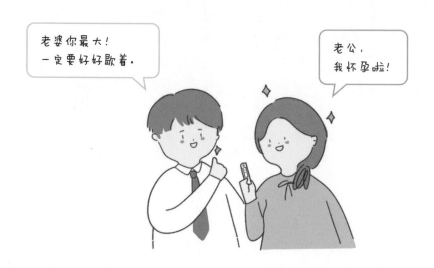

孕1月的胎儿还没影儿呢

从末次月经第1日起4周为孕1月。在这个月里，宝宝还没影儿呢！它仍然是一个受精卵，被称为胚囊或胚胎，透过B超可见，它看起来就像一颗小松子。直到本月末，各种器官原型就开始出现了，心脏也已经开始跳动了。

孕妈妈没有妊娠的自觉症状，子宫、乳房大小形态尚无变化，所以，大部分孕妈妈还不知道自己已经怀孕了呢。

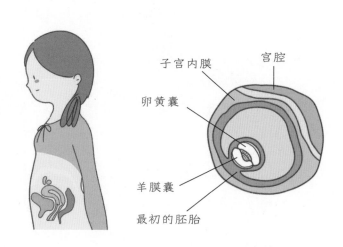

孕2月的胎儿开始有模有样了

到了怀孕的第2个月，胚胎进入了器官分化和形成的高峰期，已经萌发成一个小小的人了，手、脚、头、躯干已经长成，可以在羊水中自由浮动，通过B超可以清晰地见到初成期的小模样哦。

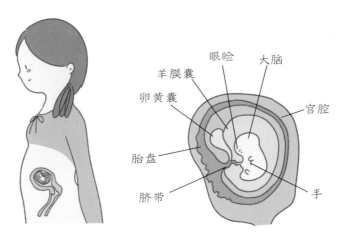

大部分孕妈妈已经开始出现早孕反应了，乳头、乳晕的颜色也开始变深。

眼睑　大脑
羊膜囊
卵黄囊　宫腔
胎盘
脐带　手

孕3月的胎儿身体结构已全部成型

到了怀孕的第3个月，子宫已经有一个拳头那么大了，胎盘基本形成，胎儿和孕妈妈的联系更加稳定，因此胎儿长得很快，骨骼开始变硬，外生殖器已经发育，内生殖器的分泌功能也活跃起来。到了月末，胎儿的身体结构将会全部成型，头、颈、躯干、四肢关节活动更加明显，表明胎儿的神经肌肉协调系统已经建立，是真正意义上的胎儿了。

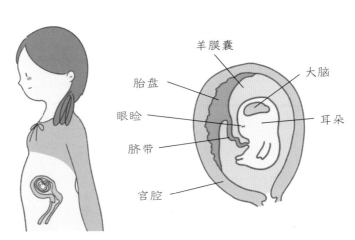

早孕反应逐步减轻，乳房变化明显，腹部开始出现妊娠线，但还是缺乏外在的"孕味"。

羊膜囊
胎盘　大脑
眼睑　耳朵
脐带
宫腔

生命线与中转站
——胎儿是怎么吸收营养的

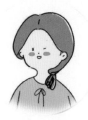

这个我知道，胎儿是通过胎盘和脐带从妈妈身上吸收营养的。

老婆好聪明!

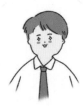

胎盘是什么

胎盘是母体和胎儿之间进行物质交换的器官，是专门为了胎儿的生存发育而形成的。胎盘是母胎双方组织的结合体，由羊膜、叶状绒毛膜、底蜕膜三部分构成，呈饼状，一面牢牢附着在子宫体壁上，从母体获取营养和氧气；一面通过脐带把营养和氧气输送给胎儿。

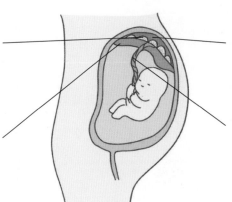

叶状绒毛膜：是胎盘的主要部分，母胎之间的物质交换就是在此处进行的。

羊膜：靠近胎儿的一层透明薄膜，附着于叶状绒毛膜上，羊膜内充满液态的羊水，胎儿就生活在羊水中。

底蜕膜：靠近子宫壁，属于母体，与叶状绒毛膜共同负责物质交换。

脐带：胎儿的生命线，母胎之间的物质交换都要通过脐带来完成。

胎盘是怎么形成的

孕妈妈怀孕之后，在子宫着床的受精卵在发育的过程中，会产生很多绒毛突起，这些绒毛突起在子宫内膜上扎下根，由此与子宫内膜连接，共同形成胎盘。

受精卵。　　　　受精卵不断分裂。

一部分细胞聚集在囊胚一侧，逐步发育成胚胎；另一部分细胞沿囊胚内壁扩展和排列，将来发育成胚膜和胎盘。

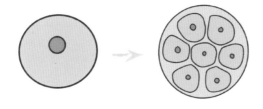

胚胎发育至13～21日时，绒毛逐渐形成，在子宫着床。

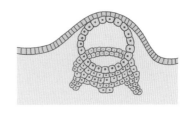

怀孕12周左右形成完整的胎盘。

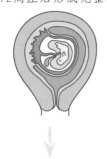

胎盘会伴随着胎儿的发育而生长，到足月妊娠时，胎盘呈椭圆形，直径16～20厘米，厚3.6～3.8厘米，重450～650克。

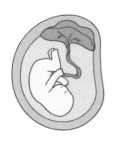

婴儿诞生后，脐带剪断，胎盘也随之排出母体，完成了自己的使命。

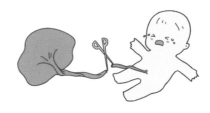

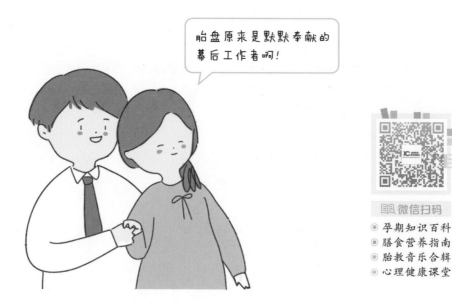

微信扫码
◉ 孕期知识百科
◉ 膳食营养指南
◉ 胎教音乐合辑
◉ 心理健康课堂

胎盘有什么用

胎盘是胎儿的生命之源，它主要有三大作用。

● 物质交换：这是胎盘的主要功能，胎儿通过胎盘从母体中获得营养和氧气，排出代谢产物（如尿素、尿酸、肌酐、肌酸等）和二氧化碳，所以，胎盘的功能就相当于宝宝出生后小肠、肺和肾的功能。

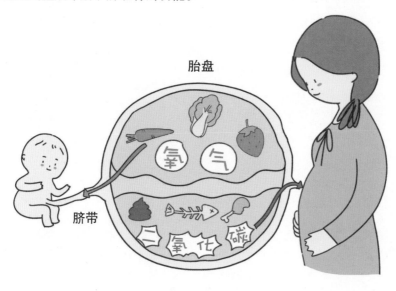

胎盘

脐带

● 防御功能：胎盘有一定的屏障作用，能抵御一部分细菌、病毒等有害物质侵入胎儿体内。但是这种屏障作用极为有限，流感、风疹、巨细胞病毒等，还是能通过胎盘感染胎儿，所以，孕妈妈在孕期要做好防护，慎重用药。

● 合成功能：胎盘在不同阶段能够合成胎儿发育所需要的多种激素，如人绒毛膜促性腺激素、胎盘生乳素、雌激素、孕激素以及多种酶、细胞因子、生长因子等。至妊娠足月时，还会分泌促使宫缩、胎儿娩出的激素。

胎盘的成熟度

胎盘是与胎儿同步发育的，所以，随着孕周的增加，胎盘也会逐渐成熟，其成熟度共分四级。

胎盘分级	孕周	详解
0级	孕12~28周	胎盘已经形成，但还没成熟
Ⅰ级	孕30~32周	胎盘成熟的早期阶段，可以很好地为胎儿提供营养
Ⅱ级	怀孕36周以后	胎盘已接近成熟，仍能为胎儿提供所需的营养
Ⅲ级	怀孕38周以后	胎盘已经成熟，逐渐开始老化，出现钙化和纤维素沉着，给胎儿输送氧气及营养的能力降低，胎儿即将分娩

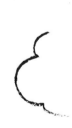

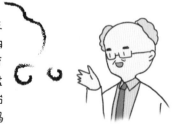

胎盘的生长情况直接关系到胎儿的发育，孕早期胎盘尚未形成，许多孕早期胎停、自然流产的病例，就与胎盘发育不良有关。而如果孕37周以前发现胎盘Ⅲ级，则应考虑胎盘早熟，警惕发生胎儿宫内发育迟缓的可能，所以，孕妈妈要按时产检。

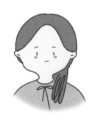

为了宝宝的健康，我一定按时产检！

甜蜜的真相
——孕早期糖类不能缺

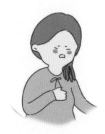

一吃饭就吐，实在没胃口，能吃啥我就吃点啥得了。

孕早期胎儿生长缓慢，所需营养与备孕期差不多，但有一类食物就算吐也必需得补充，那就是糖类。

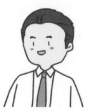

孕早期为什么要补充足够的糖类

糖类就是我们俗称的主食，比如米饭、面条、饼等，主要为人体提供热量。如果在孕早期，孕妈妈因为恶心、呕吐吃不下饭，导致糖类摄入不足的话，就会对孕妈妈和胎儿造成危害。

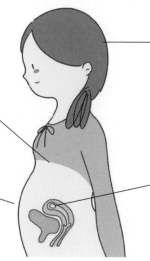

血糖浓度低，会影响孕妈妈脑细胞和神经系统的功能。

导致孕妈妈疲乏无力、头晕、心悸，严重者会导致妊娠期低血糖昏迷。

体内脂肪酸大量堆积，产生酮体，进而导致酮症酸中毒。

过多的酮体会通过胎盘进入到胎儿的体内，损伤胎儿的大脑和神经系统的发育。

孕早期需要摄入多少糖类

在中国营养学会推出的《中国居民膳食指南》一书中，建议孕早期妈妈每天摄取至少130克糖类。

孕早期怎么吃糖类

孕期建议食用的食物

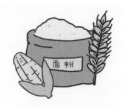

首选富含糖类且易消化的粮谷类食物，如大米、面粉、玉米、小米等。

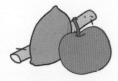

红薯、紫薯等薯类，土豆、莲藕、山药等根茎类蔬菜，各类水果中也含有较多的糖类，对孕妈妈来说也是不错的选择。

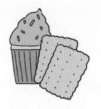

糕点、饼干中虽然都富含糖类，但要注意添加糖的含量，最好选择少糖或无糖的糕点和饼干。

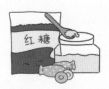

各种添加糖（红糖、白糖、糖果等）、蜂蜜等，主要成分为简单糖类，易于吸收，适宜孕吐严重、进食少的孕妈妈食用，可迅速补充身体需要的糖类，改善低血糖导致的不适症状。

如果孕妈妈呕吐特别剧烈，几乎不能进食，则应尽快就医，必要时可通过静脉补充葡萄糖，以满足母胎对糖类的需求。

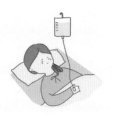

可以提供130克糖类的食物

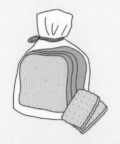

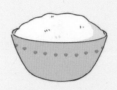

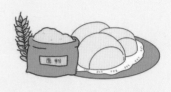

200克左右的全麦粉或250克左右的全麦面包

170～280克大米或500克左右的大米饭（大约相当于4个拳头的量）

170～280克精制小麦粉或3个大馒头

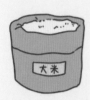　+　　+　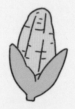　+　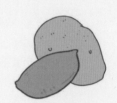

50克大米　+　50克精制小麦粉　+　100克鲜玉米　+　150克薯类

为了保证营养的均衡，建议大家把各种富含糖类的食物搭配食用。也不必特意去称食材的重量，只要孕妈妈每餐吃1～1.5个拳头大小的主食量，就能满足糖类的需求量。孕吐严重者可少量多餐。

这个简单，我一定会帮老婆搭配好的。

补充糖类热量足——**紫菜包饭**

食材： 米饭300克、杏鲍菇100克、牛油果1/2个，生菜、胡萝卜各50克，寿司紫菜1张，紫甘蓝丝30克。

调料： 寿司醋（超市有售）、寿司酱油、熟芝麻碎、沙拉酱各适量。

做法：

1. 杏鲍菇切片，放入锅中煎熟后，切成丝，拌入切好的胡萝卜丝和生菜。

2. 把热的熟米饭加入寿司醋、寿司酱油，拌匀待用。

3. 寿司紫菜放在竹帘上（注意光滑的一面朝下），把米饭均匀地铺上、压平，然后把带有米饭的紫菜翻一个面（紫菜在上边，米饭在下边），再把拌好的胡萝卜丝、生菜、杏鲍菇片和紫甘蓝丝卷到紫菜里。用竹帘把紫菜卷压紧，把切成片的牛油果铺上去，压平。

4. 紫菜包饭切成小块，撒上紫甘蓝丝、熟芝麻碎，再挤点沙拉酱即可。

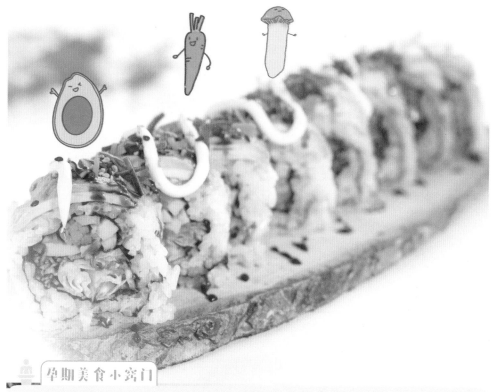

孕期美食小窍门

把竹帘裹一层保鲜膜，在竹帘上划两刀，把气放出，略微放点水或油，这样米饭就不粘帘子了。

不喜欢也要吃一些——
母体和胎儿都需要粗粮中的营养

和精白米面相比，粗粮的口感比较粗糙，所以很多人都不喜欢吃。但是，如果怀孕了，为了孕妈妈和胎儿的健康，即使再不喜欢吃粗粮，也要适当吃一些。

为什么提倡孕妈妈吃些粗粮

粮食加工越精细，营养价值越低，而粗粮加工过程简单，保存了许多细粮中没有的营养成分，特别是B族维生素、矿物质和膳食纤维的含量丰富。

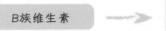　B族维生素 ➡️ 构成辅酶，是人体内糖类、脂肪、蛋白质等代谢时不可缺少的物质，胎儿的肌肉系统、神经系统、皮肤、循环等系统的发育少不了它。

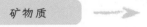　矿物质 ➡️ 粗粮中含有磷、镁、钙等多种矿物质，对促进胎宝宝骨骼生长有积极作用。

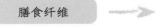　膳食纤维 ➡️ 粗粮中富含膳食纤维，可促进肠胃蠕动，降低血脂、血糖，预防妊娠期便秘、糖尿病、血脂异常等疾病，对保持孕期适宜体重也很有帮助。

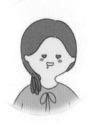

没想到粗粮这么有营养，为了宝宝，我要每天多吃些。

不可。过食粗粮会影响消化，加重肠胃负担，同时也会影响其他营养素的吸收，造成营养不良，所以适量就好。

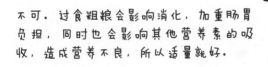

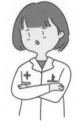

粗粮都有啥

除了精白米面之外的谷物、豆类和薯类都算作粗粮。

谷物：如玉米、高粱、小米、燕麦、荞麦、糙米、大麦、薏米等。

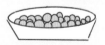

豆类：如黄豆、赤小豆、绿豆、黑豆、蚕豆、豌豆等。

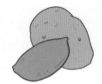

薯类：如红薯、紫薯、山药、土豆、芋头等。

孕妈妈每天应该吃多少粗粮

孕早期的膳食安排与备孕期保持一致即可。因此，孕妇在孕早期每天应摄入全谷物和杂豆50~75克，薯类50~75克，以满足母体和胎儿的营养需求。

粗粮怎么吃最好

为了孕妈妈更容易接受粗粮，使营养更为均衡，最好是粗粮细做或粗细搭配，比如：

- 可以把大米和几种粗粮混合，打成五谷豆浆、米糊；
- 用大米、小米、燕麦、红薯面加南瓜、红薯煮粥；
- 用大米和小米、糙米、紫米、红豆等混合起来蒸杂粮饭或者煮杂粮粥；
- 用精白面加全麦粉、玉米粉、黄豆面等一起蒸杂粮馒头或做面包；
- 每天两餐主食细粮加一餐主食粗粮，或者每餐主食有细粮，加一点煮玉米、煮红薯、蒸南瓜等粗粮。

粗粮与细粮混合食用时，最佳比例是粗粮占1/3，细粮占2/3，这个比例口感最好，也很有营养。

粗细搭配营养全——牛奶黄豆米糊

食材：牛奶250毫升，黄豆30克，大米50克。

做法：

1. 黄豆、大米分别洗净，备用。

2. 所有材料和牛奶一起放入豆浆机中，按"米糊"键。

3. 大约20分钟后，豆浆机停止运转，米糊即成。

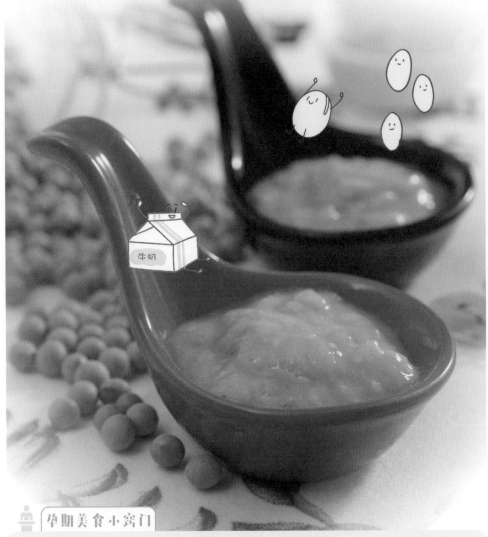

孕期美食小窍门

大家也可以根据个人喜好，加入燕麦、糯米、糙米、红豆等粗粮，搭配打成米糊食用，营养更丰富哦！

神奇的"脑黄金"——促进胎儿大脑发育的DHA如何补

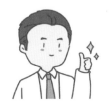

孕早期是胎儿大脑和神经系统快速发育的时期，一定要注意补DHA哦。

我总在广告上看到说要补充DHA，它到底是什么呀？

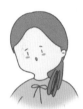

为什么要补DHA

DHA，即二十二碳六烯酸，俗称"脑黄金"，是一种多不饱和脂肪酸，主要存在于人体的大脑和视网膜中，对大脑、神经系统、视觉系统的发育都非常重要。

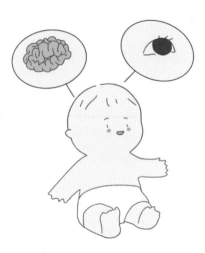

DHA在视网膜中占比50%，可促进视网膜光感细胞成熟，有利于视力发育。

DHA在大脑皮层中占比20%，参与脑细胞的形成，促进大脑发育和神经细胞的生长。

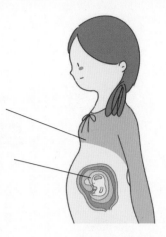

缺乏DHA会增加孕妈妈子痫前期的发生率；使孕妈妈记忆力减退，视力下降。

缺乏DHA可能会导致胎儿大脑、神经及视力发育迟缓，使新生儿认知能力低下、近视、弱视等。

每天应该补多少

孕妈妈每天都要适量补充DHA，总量不低于300毫克。

DHA要怎么补

DHA不能在人体内合成，必须从食物中摄取，这也是获取DHA最健康的方法。建议孕妈妈多吃些富含DHA的食物。

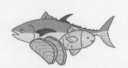

海鱼类： 比如鲑鱼、沙丁鱼、黄花鱼、鳕鱼、多宝鱼、带鱼、鲅鱼等，都含有DHA，而且鱼类中还富含蛋白质及钙、磷、镁、锌等矿物质，营养非常丰富。

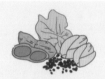

干果： 比如核桃、杏仁、花生、芝麻等，都是DHA很好的来源。孕妈妈可以常备些干果当做加餐食用的小零食，既能缓解饥饿，又能补充营养。

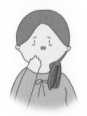

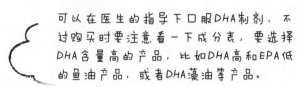

如果没有条件通过食物补充DHA，或补充得不够，要怎么办呢？

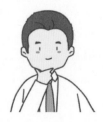

可以在医生的指导下口服DHA制剂，不过购买时要注意看一下成分表，要选择DHA含量高的产品，比如DHA高和EPA低的鱼油产品，或者DHA藻油等产品。

补充DHA更聪明——**鳕鱼豆腐汤**

食材： 鳕鱼1片，豆腐1块，香菜末、芹菜末各适量，枸杞子少许，葱段1根，姜2片。

调料： 料酒10克，碘盐、胡椒粉、高汤各适量。

做法：

1.鳕鱼洗净，放蒸盘内，加葱段、姜片、枸杞子及料酒蒸熟，再将鱼肉挑出。

2.高汤内放入已切成丁的豆腐，煮开，加盐调味后放入鳕鱼。

3.熄火盛出后撒胡椒粉，放入香菜末和芹菜末，食用时拌匀。

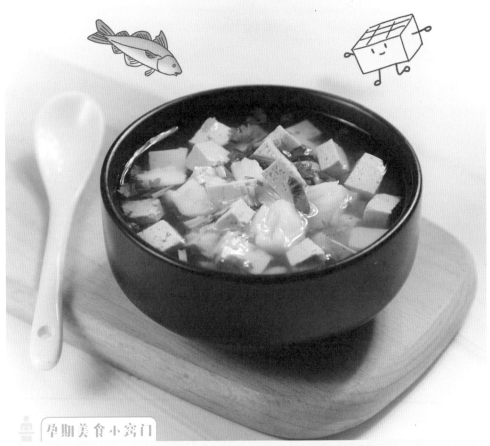

孕期美食小窍门

● 鳕鱼蒸8~10分钟就好，否则肉质会变硬。可以用筷子轻轻夹一下，如果很容易夹碎就证明蒸熟了。

● 用淀粉勾芡可以让汤汁口感更加浓稠，如果想要汤汁清淡一点的话，也可以不用勾芡哦！

视力守护者——促进视力发育的维生素A怎么补

在怀孕初期，胎儿的视觉组织就已经开始初步形成了，在此后的四五个月是视力发育的关键期，孕妈妈需要特别补充一种对胎儿视力最有益的营养素——维生素A。

维生素A是"眼睛的维生素"

维生素A是视紫红质的主要成分。视紫红质位于视网膜上，能感觉光的明暗和辨别颜色，所以，摄入充足的维生素A，可以提高视紫红质的功效，对孕妈妈和胎儿的视力都非常重要。

维生素A可以维持孕妈妈的视力正常，缓解眼睛疲劳，防止视力减退和夜盲症，对多种眼部疾病有辅助治疗作用。

维生素A可以促进胎儿的视力发育，如果摄入不足，会导致新生儿视力障碍。

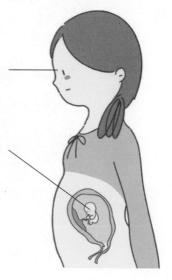

每天补多少维生素A最合适

一般成年女性每天需补充维生素A 700微克，孕妈妈应当在此基础上每天增加70微克。

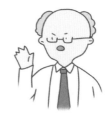

注意不要过量摄入，否则会导致孕妈妈维生素A中毒，引起嗜睡、头疼、呕吐等症状；胎儿则可能会出现身体畸形。

维生素A怎么补

人体内不能自行合成维生素A，必须从食物中摄取。食物中的维生素A有以下两种存在形式。

视黄醇：只存在于动物性食物中，比如动物肝脏、蛋黄等。

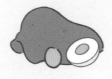

类胡萝卜素：包括α–胡萝卜素、β–胡萝卜素等，在体内可以转化为维生素A。类胡萝卜素主要存在于黄绿色蔬菜和水果中，比如胡萝卜、西蓝花、菠菜、芹菜叶、芒果等。

所以，孕妈妈每天适当多吃些富含维生素A的食物就可以了。

富含维生素A的主要食物（μg/100g）			
食物	含量	食物	含量
猪肝	6502	胡萝卜	342
羊肝	20972	西蓝花	13
牛肝	20220	菠菜	243
鸡肝	10414	芹菜叶	244
鸡蛋黄	438	荠菜	216
鸭蛋黄	1980	芒果	75

补充维生素A提升视力——胡萝卜牛肉包

食材：鲜牛肉馅200克，面粉150克，胡萝卜100克，鸡蛋1个，葱花30克，姜末20克，温水适量，酵母4克。

调料：酱油、碘盐各适量，十三香、花椒油各少许。

做法：

1. 胡萝卜洗净，切碎备用。

2. 鲜牛肉馅中加入少许水，放入十三香、碘盐、酱油、花椒油、鸡蛋后，倒入姜末、葱花、胡萝卜碎拌匀。

3. 面粉中加入适量温水、酵母，和成面团，静置发酵备用。

4. 面团发酵好后分成大小适中的剂子，擀好皮，包入馅料，做成包子。

5. 包子放入蒸锅，大火蒸15分钟，关火后焖5分钟左右即可出锅。

🍲 孕期美食小窍门

维生素A是脂溶性维生素，所以，将富含类胡萝卜素的胡萝卜与富含脂质的牛肉搭配食用，可以提高人体对维生素A的吸收率。

孕酮低没那么可怕
——调整饮食可促使孕酮平衡

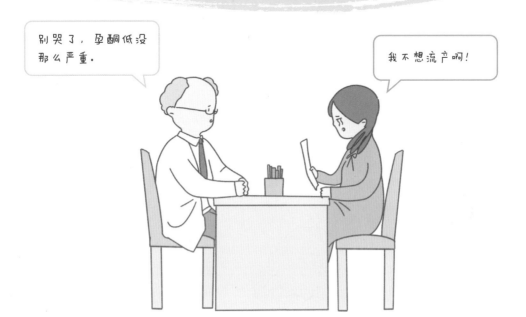

别哭了，孕酮低没那么严重。

我不想流产啊！

孕酮是怎么产生的

孕酮，又称黄体酮，是一种天然的孕激素，它是维持妊娠所必需的性激素。

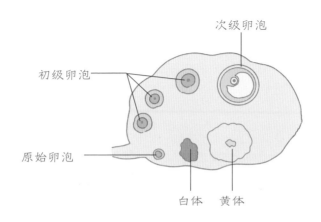

妊娠9周前，孕酮由黄体产生。

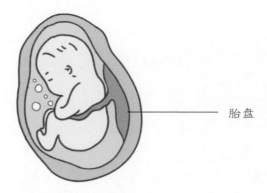

胎盘

9周以后，孕激素由胎盘产生。

孕酮是干什么的

● 女性排卵后，黄体分泌孕激素，会使子宫内膜由增生期向分泌期转化，维持蜕膜反应，这样一来，子宫内膜就会变得更厚实、更柔软，还富有营养，为受精卵的着床及发育做准备。

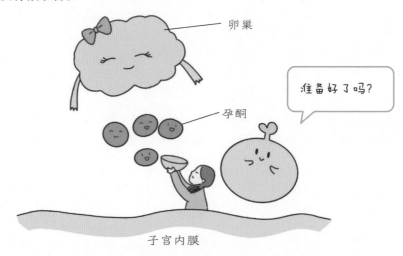

卵巢

孕酮

准备好了吗？

子宫内膜

● 孕酮可抑制子宫收缩，起到镇静子宫的作用，从而防止子宫将胚胎排出，维持妊娠。

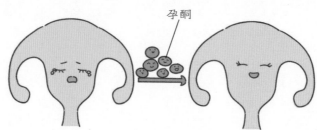

孕酮

● 孕酮有抑制免疫反应的作用，能防止胚胎被母体排斥，保证胎儿安全。

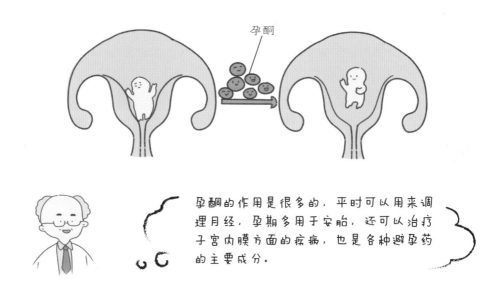

孕酮的作用是很多的，平时可以用来调理月经，孕期多用于安胎，还可以治疗子宫内膜方面的疾病，也是各种避孕药的主要成分。

孕酮的正常值是多少

孕酮值没有统一的标准，不同的人，孕酮值会有差别。即使是同一位孕妈妈，在不同的时间检查，孕酮值也会有波动。孕酮的分泌量通常在清晨比较高，到了下午、傍晚或夜间，分泌量就要略微低一点，因此，孕妈妈在抽血查孕酮的时候，要看你抽血的时间是在孕酮分泌高的时间段还是低的时间段，不要一看到孕酮值低了就害怕。

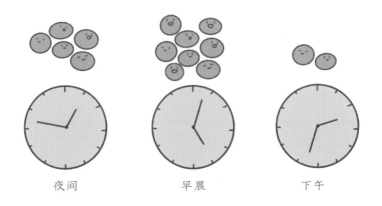

夜间　　　　　　早晨　　　　　　下午

孕酮的脉冲式分泌。

不同的医院测定孕酮的单位不一样。孕酮的单位有两种：纳克/毫升（ng/mL）和纳摩尔/升（nmol/L），孕妈妈要知道它们之间的换算规则是这样的：ng/mL的结果乘以3.12就是nmol/L了。

虽然没有统一标准，但一般情况下，怀孕后孕酮值要在10ng/mL以上，也就是30nmol/L以上才能维持妊娠，否则流产的风险还是很大的。如果孕酮值低于5ng/mL，就很可能是异位妊娠，需要高度警惕了。

 保健知识小课堂

所有孕妈妈都需要监测孕酮吗

不一定，但有如下情况之一的孕妈妈，则必须监测孕酮：
- 已经确诊黄体功能不足或卵巢功能不良；
- 有过自然流产或复发性流产病史；
- 此次妊娠为人工助孕技术受孕；
- 出现了阴道出血、下腹痛等先兆流产症状。

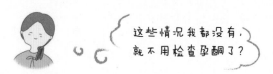

这些情况我都没有，就不用检查孕酮了？

是的。如果你想知道胎儿的发育情况，可以在孕早期监测血HCG（人绒毛膜促性腺激素）即可，因为医生判断胚胎质量时，主要看得是HCG值和孕囊的发育情况，综合判断之后才会决定孕妈妈是否有补充孕酮的必要。

孕酮低了怎么办

药补

当孕妈妈的孕酮值确实很低，有流产的风险时，医生通常会给孕妈妈开补充孕酮的药物，或者打补充孕酮的针剂。

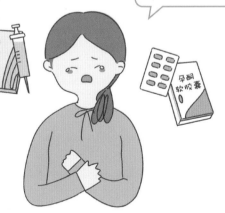

我必须要保胎了。

肌肉注射孕酮注射液是补充孕酮最快的办法，多数孕妈妈打十多天针就可以使孕酮值恢复至正常水平。

情况不严重的孕妈妈口服补充孕酮的药物即可，等到孕早期过后，孕酮就由胎盘来提供了，胎儿相对来说会比较稳定，就可以不需要额外补充孕酮来进行保胎了。

食物调节

除药补外，孕妈妈还可以通过饮食来调理。

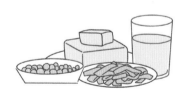

大豆及豆制品中含有丰富的大豆异黄酮和维生素E。

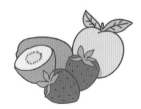

猕猴桃、桃子、草莓、柚子等新鲜水果中富含果胶和膳食纤维。

能调节体内激素的分泌，辅助孕酮达到正常水平。

所以，孕酮低的孕妈妈不必太担心，遵医嘱调理就行了。

辅助补孕酮——竹笋豆腐汤

食材： 豆腐1块，竹笋1根。

调料： 碘盐、酱油、白醋、食用油、香菜叶适量。

做法：

1. 豆腐切块，竹笋切丝。

2. 炒锅烧热，放入食用油，再放竹笋丝、豆腐块炒几下，加水煮开，加碘盐、酱油同煮2分钟后放入白醋调味，再放上香菜叶点缀即可。

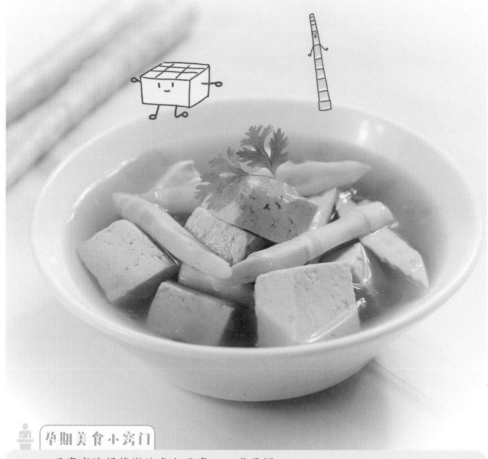

孕期美食小窍门

● 豆腐宜选择偏嫩的卤水豆腐，口感更好。

● 竹笋中含有丰富的植物蛋白质、钙、磷、铁、膳食纤维等营养素，非常适合孕妈妈食用。

想吃就吃可不行
——怀孕也需要规律用餐

怀孕了，可以想吃就吃，不用顾忌身材啦！

怀孕会让身材走样，还是少吃点吧。

没胃口，这顿可不可以不吃啊？

早上时间很紧，凑合吃点得了。

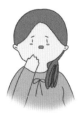

我到底该听谁的？

这些做法会使三餐不规律，一旦养成习惯，对孕妈妈和胎儿都是不利的。当然，如果早孕反应严重，你可以少食多餐，但胃口恢复后，就要尽量保证规律用餐。

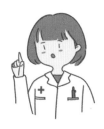

早餐当正餐，保证营养供给

早餐是开启一天能量来源的极其重要的一餐，可也是最容易被忽略的一餐。不吃早餐或凑合着吃点的孕妈妈大有人在，这样可无法为孕妈妈和胎儿提供足够的营养，所以，早餐一定要吃，而且要当正餐吃，千万不能凑合。

什么时间吃早餐

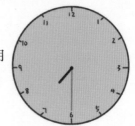

早餐最好安排在6:30~8:30之间，吃早餐时细嚼慢咽，用15~20分钟的时间吃完。

孕妈妈早餐食材选择

孕妈妈的早餐一定要营养充足，最好包括四类食物。

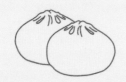

谷类及薯类： 如包子、面条、面包、粥、煎饼、土豆、红薯等。

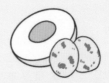

动物性食物： 如瘦肉、鸡蛋等。

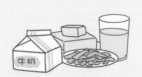

奶类及奶制品、豆类及豆制品： 如牛奶、豆浆、豆腐脑、豆腐干等。

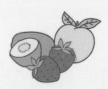

新鲜蔬菜和水果： 如黄瓜、橘子、草莓等。

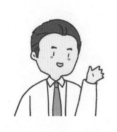

如果孕妈妈因为各种原因，实在不能保证每天早餐有四类食物，那至少应该保证有三类，否则，营养就不够了。炸薯条、炸鸡翅等快餐，豆浆、油条组合，饼干、蛋糕等零食，或者只把水果当早餐等，都不适合孕妈妈哦。

超营养简单早餐——全麦面包鸡蛋三明治

食材： 全麦吐司面包3片，番茄半个，黄瓜1段，鸡蛋1个，生菜1片。

调料： 黑胡椒粉3克，碘盐2克，芝麻、沙拉酱各适量。

做法：

1. 面包加热1~2分钟，在每片面包上都抹上沙拉酱。

2. 鸡蛋用平底锅煎熟，番茄、黄瓜切片，生菜撕成小片。

3. 拿起一片面包，放上生菜片、番茄片，撒上碘盐，盖上第二片面包，再放上生菜片、黄瓜片、煎蛋，撒芝麻、黑胡椒粉，盖上第三片面包，然后沿着对角线切开，三明治就做好了。

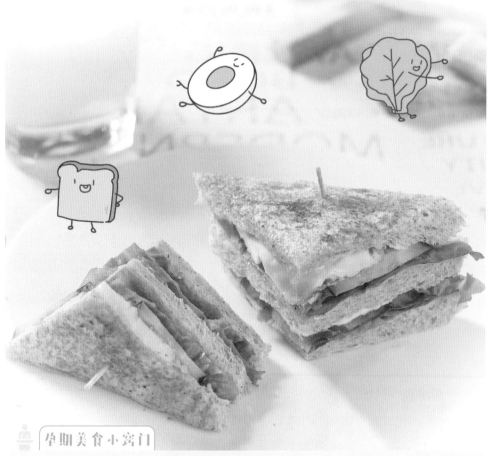

星期美食小窍门

　　为防止三明治散开，可以用牙签串起来，美味的三明治配上一杯热牛奶，一顿营养丰富的早餐就完成啦！

午餐要吃好

午餐在一日三餐中起着承上启下的作用，既要补充上午消耗的能量和营养，又要为下午的工作和生活提供能量，所以，无论如何，孕妈妈都要按时吃午餐，而且要保证营养均衡。

什么时间吃午餐

午餐最好安排在11:30~13:00之间，用时30分钟左右，细嚼慢咽，营养吸收才更好哦。

孕妈妈午餐食材选择

孕妈妈的午餐至关重要，推荐以下三类食材。

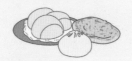

适量主食： 50~100克，可选择米饭、馒头、面条、包子、水饺、饼、发糕、红薯等，粗细粮搭配更好。

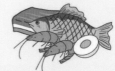

动物性食物： 50~100克，如肉类、禽类、鱼虾等，如果早餐没有吃鸡蛋，在午餐吃一份番茄炒鸡蛋也不错。

新鲜蔬菜： 至少250克，不光要吃绿叶菜，也要吃一些番茄、茄子、紫甘蓝、胡萝卜等其他颜色的菜。

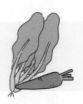

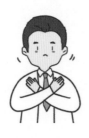

有几类午餐，如汤泡饭、盖浇饭、方便面或汉堡、薯条等快餐，会摄入过多的油、盐及热量，孕妈妈要尽量少吃哦。

营养均衡的午餐——扬州炒饭

食材： 米饭200克，虾仁100克，生菜、胡萝卜各50克，火腿肠30克，鸡蛋1个。

调料： 白胡椒粉2克，碘盐2克，色拉油适量。

做法：

1.鸡蛋磕入米饭中拌匀；虾仁切丁；生菜、胡萝卜、火腿肠分别切丝。

2.炒锅置火上烧热，倒入少许色拉油，加入虾仁丁，大火翻炒后盛出备用。

3.油锅烧热，倒入沾有蛋液的米饭，大火翻炒，待米饭炒干后放入切好的胡萝卜丝、火腿丝、生菜丝和炒过的虾仁丁，炒至熟后加碘盐、白胡椒粉翻炒均匀即可。

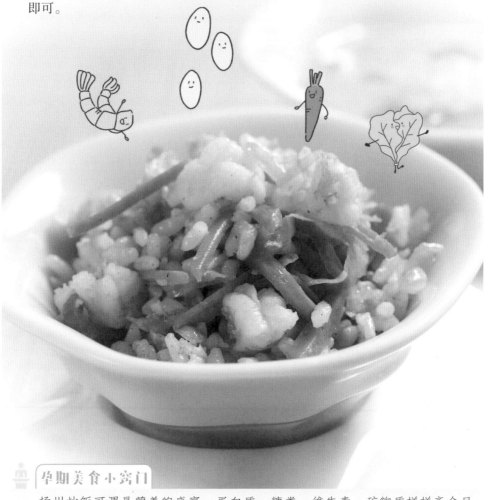

孕期美食小窍门

　　扬州炒饭可谓是营养的盛宴，蛋白质、糖类、维生素、矿物质样样齐全且味道鲜美，非常适合久坐的上班族孕妈妈哦！

晚餐怎么吃最有质量

大家刷朋友圈的时候，是不是经常看到朋友们发的大餐图片，而且大多是晚餐的，非常丰盛。白天工作忙忙碌碌一整天，就等着晚上下班大吃一顿了。孕妈妈可千万不能这样吃哦！

什么时间吃晚餐

孕妈妈的晚餐最好安排在17:30～19:30，用时30分钟。

孕妈妈晚餐注意事项

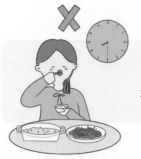

终于吃上饭了！

不宜过迟：孕妈妈的晚餐不能吃得太晚，与睡觉时间最好间隔4小时以上，让食物有充分消化吸收的时间。

吃多了，有点撑。

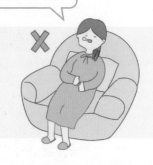

不宜过饱：晚餐后的活动量比白天大为减少，热量消耗也少很多，所以，孕妈妈的晚餐不要吃得太饱，不然会增加肠胃负担，对血脂、血糖也很不利，还会影响睡眠质量。

老婆，快多吃点肉！

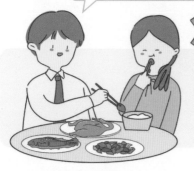

不宜过于丰盛：孕妈妈的晚餐最好吃得清淡些，既有营养，又容易消化吸收，还不会增加胃肠的负担。如果吃得过于丰盛，容易使孕期体重超标，增加出现妊娠并发症的风险。

清淡又营养的晚餐——凉拌西蓝花

食材： 西蓝花300克，胡萝卜、黑木耳、葱花各适量。

调料： 香油、碘盐各少许，食用油适量。

做法：

1. 西蓝花洗净，掰成小朵，焯水。

2. 胡萝卜洗净，切薄片，焯水。

3. 黑木耳用温水泡发，洗净，撕成小朵，焯水。

4. 焯水后的西蓝花、胡萝卜、黑木耳放入碗中。

5. 锅内放油，爆香葱花成葱油，再将葱油淋在菜上，加碘盐调味，淋入香油，再放少量葱花拌匀即可。

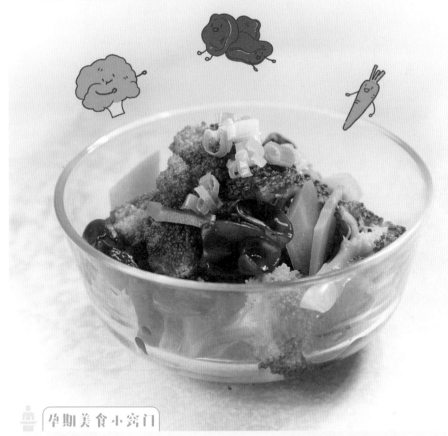

孕期美食小窍门

● 西蓝花焯水的时候放一点盐，可以使西蓝花颜色鲜亮翠绿哦！

● 木耳不要用热水泡发，否则泡发出来的木耳发黏，不但影响口感，而且容易导致营养大量流失。

及早改掉吃夜宵的习惯

怀孕期间，孕妈妈能量消耗较大，容易饥饿，所以晚饭吃得早的孕妈妈就容易养成晚上吃夜宵的习惯。但吃夜宵对孕妈妈的影响是比较大的。

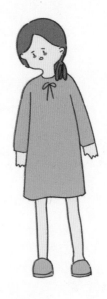

加重肠胃负担，降低睡眠质量，对胎儿发育不利。

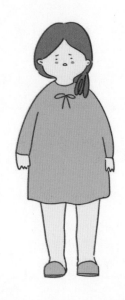

能量过剩，导致孕期体重超标或肥胖，增加患妊娠期高血压疾病、糖尿病的风险。

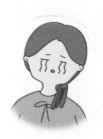

可是，不吃夜宵饿得睡不着啊！

夜宵也不是不可以吃哦，但要尽量早点吃，距离睡前2小时左右吃比较好，且最好选择清淡易消化的食物，比如稀粥、牛奶或新鲜蔬果等，不要吃脂肪和热量过高的食物，也不宜吃得过多。

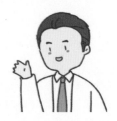

嘴馋了——
盘点几种适合孕妈妈的零食

许多孕妈妈在度过了孕早期的妊娠反应之后，就开始嘴馋想吃东西。但是，为了胎儿的健康，可不能随便吃哦。那么，哪些零食既能解嘴馋，又不会影响胎儿发育呢？

坚果

推荐理由： 核桃、腰果、杏仁、开心果、松子、栗子、葵花子、南瓜子等坚果中均含有丰富的蛋白质、维生素E、不饱和脂肪酸及铁、钙、锌等多种营养物质，对孕妈妈和胎儿的发育非常有利。

注意啦： 坚果中的脂肪含量较高，吃得太多容易造成孕妈妈体重超标，进而影响血糖、血脂和血压的稳定，所以，孕妈妈每天食用坚果10~15克即可。

富含维生素C的新鲜水果

推荐理由： 猕猴桃、葡萄、樱桃、苹果、橘子、柚子、圣女果等新鲜水果，都含有丰富的维生素C，可以促进铁吸收，预防贫血，提高免疫力。

注意啦： 一定要吃新鲜的水果。同一种水果，越新鲜，维生素C含量越高。

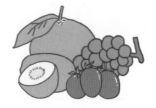

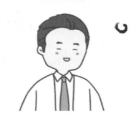

现在市场上有很多小包装的混搭坚果，每天一包，方便又健康。

海苔

推荐理由： 热量低；膳食纤维含量高；富含维生素B$_1$、维生素B$_2$、烟酸等B族维生素；含有大量的钙、铁等矿物质。

注意啦： 购买的时候看一下包装上的营养成分表，要选择低钠盐类的海苔，以防止摄入过多钠盐，增加妊娠期高血压或水肿的风险。

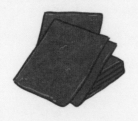

全麦食品

推荐理由： 全麦面包、全麦饼干中富含膳食纤维，能帮助清扫肠道垃圾，预防孕期便秘和肥胖，同时还能补充B族维生素，营养更全面。

注意啦： 褐色的面包未必是全麦面包，有可能是白面粉加少量焦糖色素制作的，真正的全麦面包会有足够多的麦麸碎片，口感比较粗糙。

酸奶和奶酪

推荐理由： 酸奶、奶酪等奶制品中都含有丰富的蛋白质、钙和益生菌，非常适合孕妈妈食用。

注意啦： 如果孕妈妈的血糖比较高，最好是食用无糖的奶制品。

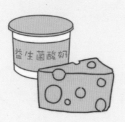

大枣

推荐理由： 鲜大枣中维生素C含量非常高；干枣中富含钙、铁等矿物质，对预防孕期贫血很有帮助。

注意啦： 大枣一次不能吃得太多，否则很容易使孕妈妈出现腹内胀气等症状。

赶紧戒了吧——
孕早期尽量少吃或不吃的食物

孕妈妈应少吃或不吃的食物

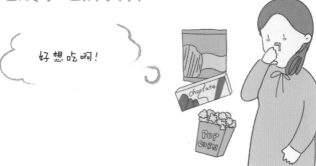

好想吃啊!

为了胎儿的正常发育,有些食物就是再想吃也要忍着。

生肉:没有经过高温烹调,可能会有寄生虫和细菌,如果孕妈妈吃了,可能会导致胎儿畸形或者流产。

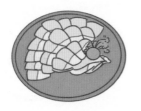

生蛋、半熟蛋:有可能被沙门氏菌感染,孕妈妈吃了生鸡蛋或煮得半熟的鸡蛋,可能会导致腹痛、腹泻、发热等,甚至有流产的风险。

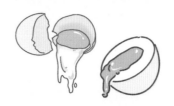

酒精：酒精成分会直接通过血液进入胎儿体内，孕妈妈摄入含酒精的食物或饮品，可能会导致胎儿先天性畸形、脑瘫等。

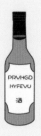

含汞量高的深海鱼：如剑鱼、大西洋马鲛、方头鱼、金枪鱼、鲨鱼、旗鱼等深海鱼中含汞（俗称水银）量高，孕妈妈应避免食用，否则会引起胎儿汞中毒，损害神经，导致胎儿畸形。

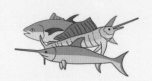

未加工熟的淡水水产品：水产品中通常有很多的寄生虫和微生物，未加工熟就食用的话，容易造成感染，危害孕妈妈和胎儿的健康。

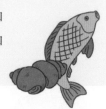

孕妈妈应禁食的药食同源类食物

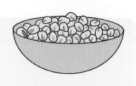

薏米：对子宫平滑肌有兴奋作用，可促使子宫收缩，诱发流产。

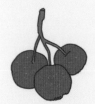

山楂：有引起子宫收缩的作用，尤其是对有习惯性流产、自然流产史以及有先兆流产征兆的孕妈妈来说，最好不吃为妙。

桂圆：这种热性水果会加重孕妈妈的热象，甚至会诱发流产。

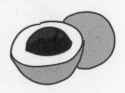

营养与美味可以兼得——
最大限度保留营养的烹调方式

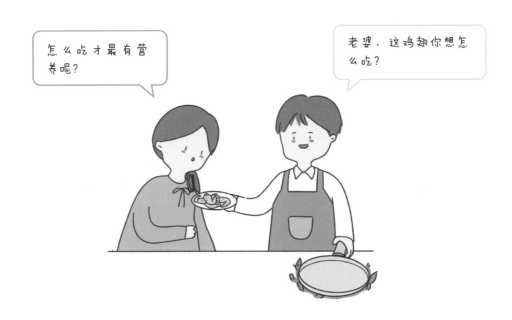

大多数食物在加工、烹饪过程中都会损失一部分营养素，所以，孕妈妈不仅要会选择食物，还要知道如何进行烹调制作才能最大限度地保留食物中的营养素。

面类

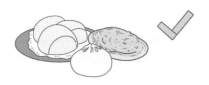

蒸馒头、包子、烙饼时营养素损失较少。

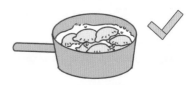

煮面条和饺子时会有大量的B族维生素溶于水中，所以煮面条、饺子的汤也尽量喝一些。

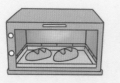

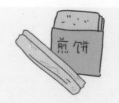

烤时要控制好温度，温度过高会破坏面粉中的蛋白质和维生素。

油条、油煎饼等炸制的面食，可使维生素B_2和烟酸损失约50%，维生素B_1则几乎损失殆尽。

米类

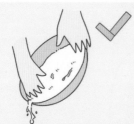

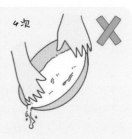

用冷水轻轻淘洗1~2次即可。

紫米、黑米等富含花青素的米需要提前浸泡，色素会溶于水，所以泡米的水不要丢掉，要与米同煮。

反复洗多次。

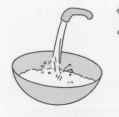
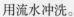
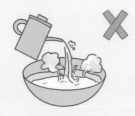
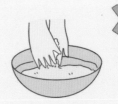

用流水冲洗。

用热水烫洗。

用力搓洗。

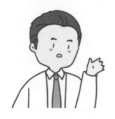

洗得次数越多，水温越高，浸泡时间越长，营养素的损失越多。

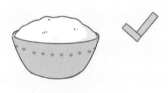

米类蒸、煮比较好。

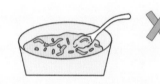

吃捞饭时丢弃米汤的话，会损失大量的营养素。

蔬菜类

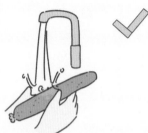

先洗后切。
尽量用流水冲洗。

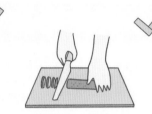

洗净后尽快加工处理。

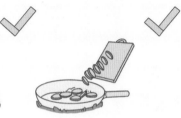

菜切好后宜尽快食用或烹调，不要久放。

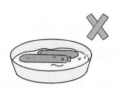

忌久泡，浸泡时间越长，营养素流失越多。

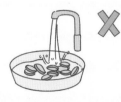

忌先切后洗，以免营养素从切口处流失。

番茄、黄瓜、生菜等可生吃的蔬菜最好是洗净后直接食用哦！

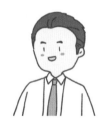

急火快炒时缩短加热时间，减少营养素的损失。

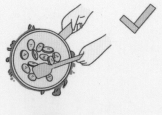

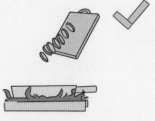

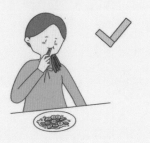

开汤下菜时水开后蔬菜再下锅，焯水时间短更能保留营养。

做好即食，现做现吃，少吃剩菜，避免反复加热。

 营养知识小课堂

炒菜后放盐，适量勾芡有利于营养的保存

过早放盐，菜不仅不容易熟，还会出现较多菜汁，一些水溶性营养素也会随之溶出。用适量淀粉勾芡，可使汤汁变稠，淀粉糊包裹着蔬菜，避免营养的流失，淀粉中的谷胱甘肽具有保护维生素C的作用。

水产品

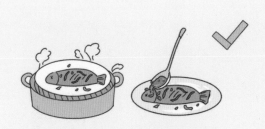

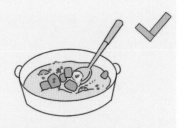

蒸制海鲜可溶性营养素损失少，蒸后浇汁，既可减少营养素丢失，又可增加美味。

煮制海鲜营养素破坏相对较小，可溶性维生素及矿物质溶于水中，因此在食用时最好连汤一起喝掉。

畜禽肉

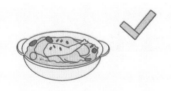

炖、蒸、煮肉类时既要喝汤，
又要吃肉。

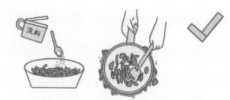

滑炒、爆炒肉类时炒前将肉用淀
粉挂糊上浆，既可增加口感，又可减
少营养素丢失。

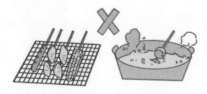

烤、炸肉类时温度较高会使营养
素受到破坏，还会产生致癌物质。

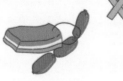

烟熏、腌制肉类制作过程中营
养素有损失，且含盐量很高。

蛋

蛋类在加工过程中营养素损失不多，但加工方法不同，会影响消化和吸收。

营养吸收和消化的比率		
煮蛋、蒸蛋	100%
嫩炸	98%
炒鸡蛋	98%
蛋花汤、开水或牛奶冲	92%～93%
老炸	81%

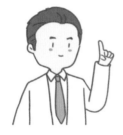

鸡蛋不论是煮、蒸，还是煎、炒，都不宜
过度加热，否则会使蛋白质过分凝固，甚
至变硬、变韧，影响口感及消化吸收。

孕吐好难受啊
——缓解孕吐有方法

很多孕妈妈都经历过孕吐的折磨，有时候闻到一些气味就吐得天昏地暗。大多数孕妈妈的孕吐会持续到12周，然后逐渐减轻，有些孕妈妈的孕吐甚至会伴随整个孕期。

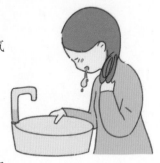

为什么会发生孕吐

孕吐是胎儿自我保护的生理性反射，随着受精卵在子宫腔内逐渐生根发芽，胎儿会分泌大量属于他（她）自己的激素，极大地增强了孕妈妈嗅觉和呕吐中枢的敏感性，以便最大限度地把对他（她）有害的毒素拒之门外。

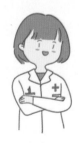

别担心！早孕反应一般不会影响到胎儿的健康。

缓解孕吐的饮食方法

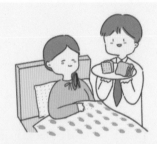

起床前，先吃一点苏打饼干或全麦面包。

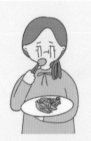

少食多餐，不必强求三餐规律，更不要强迫自己吃东西。

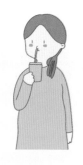

餐前、餐后半小时饮用少量液体，如白水、酸奶、柠檬水、鲜榨果汁（苹果、猕猴桃、橘子等酸味水果的果汁）等。

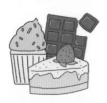

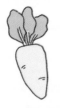

少吃甜腻食物，避免寒凉、辛辣等刺激性强的食物，选择清淡、无刺激的食物。

用姜、白萝卜缓解孕吐。可以将鲜姜片含于口中，或者在饮水或喝牛奶时冲入姜汁，或者喝些姜茶。白萝卜可以煮汤、煮粥。

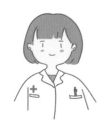

孕吐时，孕妈妈可根据自身喜好进食，不必强迫自己多吃"有营养的""对身体有好处的"食物，否则更容易引发呕吐等不适症状。

补充B族维生素

孕吐较严重时，孕妈妈可遵医嘱补充少量的B族维生素，或者服用复合维生素（含维生素B_1、维生素B_6等多种维生素），对缓解孕吐很有帮助。

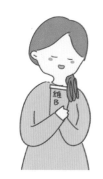

如果孕妈妈恶心、呕吐非常严重，体重下降明显，出现脱水、发热、头晕等症状，就可能是妊娠剧吐，需及时就医治疗。

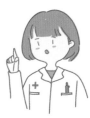

缓解孕吐不适——美味西瓜汁

食材：西瓜半个。

做法：

1.西瓜洗净，去皮和子，切成小块。

2.西瓜块放入榨汁机中搅打成汁，倒入杯中即可饮用。

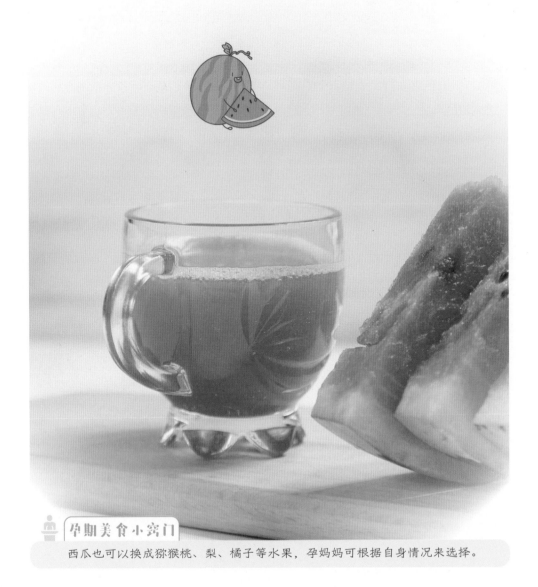

孕期美食小窍门

西瓜也可以换成猕猴桃、梨、橘子等水果，孕妈妈可根据自身情况来选择。

水果敞开吃是不可以的
——孕妈妈如何正确吃水果

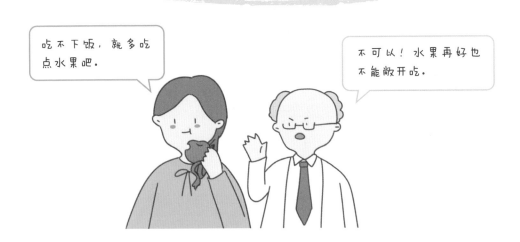

吃不下饭，就多吃点水果吧。

不可以！水果再好也不能敞开吃。

孕妈妈每天应吃多少水果

中国营养学会发布的《中国居民膳食指南》中建议孕妈妈在妊娠早期每天摄入200~300克水果。

这很容易达到：

一个苹果大约200克。

一个梨大约290克。

一个桃子大约110克。

一根香蕉大约200克。

孕妈妈只要每天保证食用1~2个水果，就可以达到推荐量。不过，有两点需要注意：

● 如果孕妈妈血糖高或者合并糖尿病，就要根据血糖情况进行调整，其摄入量一般为健康孕妈妈的一半左右，并且要以柚子、桃子、梨、草莓、樱桃等低糖水果为主。

● 不能只吃一种水果，果品要多样化，以获取多种营养元素，保证营养均衡。

水果可以怎么吃

- 生吃：水分多，口感好，营养保留最全。
- 榨汁：水果榨成果汁后，一些营养成分会被破坏，容易氧化，最好现榨现喝。
- 熟吃：可以用水果煮水或入菜，但营养成分会损失一些。

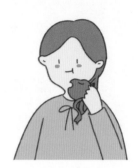 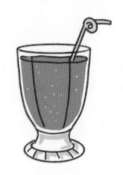 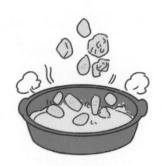

什么时间吃水果最好

- 早餐前30分钟：可促进维生素的吸收，水果中的果酸还能起到开胃的作用。
- 午餐后1小时：有助于消食，增强消化功能。
- 两餐之间（上午10点和下午4点）：平衡血糖，及时补充大脑和身体所需的能量。

 营养知识小课堂

怎样选购优质水果

- 尽量选择当地、自然成熟的应季水果，营养成分相对更高一些。
- 不要只认准高档进口水果，进口水果的营养价值不一定高，而且运输距离较远，常使用化学药剂保鲜，食用反倒不利于母胎健康。
- 果味香浓的水果说明成熟度比较好。
- 果实颜色均匀一致，大小适中、形状规则的为上品。
- 同样大小的水果，手感重的通常水分较多，营养更丰富一些。

营养美味的水果吃法——**水果酸奶沙拉**

食材：柑橘1个，火龙果、苹果各半个，圣女果5个，酸奶适量。

做法：

1. 柑橘去皮，分瓣。
2. 圣女果洗净，对切。
3. 火龙果去皮、切块；苹果洗净、切块。
4. 所有食材与酸奶混合，拌匀后即可食用。

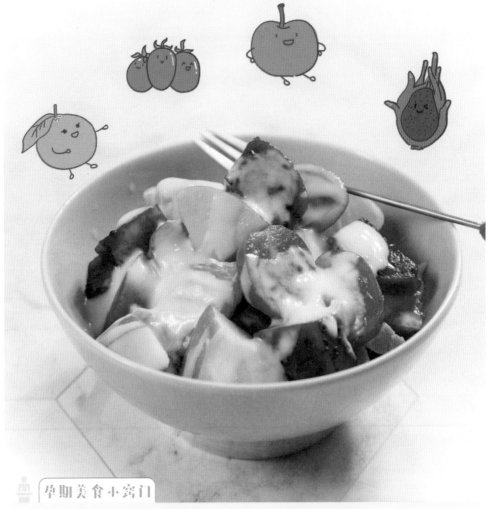

孕期美食小窍门

有些水果上会覆有一层白霜，叫果霜或果粉，是随着水果的成熟，慢慢分泌的糖醇类物质，对人体完全无害，不用洗掉就可以食用哦。

咖啡、饮料能喝吗——孕妈妈喝水与选用饮品要注意

对孕妈妈来说，除了吃，喝也很重要。一起来看看喝水的讲究吧！

孕期为什么要多喝水

很多孕妈妈怕总跑厕所，就刻意减少了饮水量，这可大错特错啦！多喝水对孕妈妈可是大有益处的。

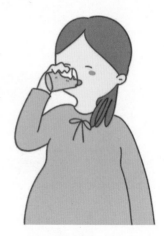

- 多饮水有利于补充体内丢失的水分，维持正常的新陈代谢。
- 出现恶心、呕吐等早孕反应的孕妈妈，适量饮水可缓解胃部不适。
- 多喝水可以保证充足的羊水量，促进羊水循环，保证胎儿正常发育。
- 多喝水、多排尿有助于排出泌尿系统的病菌，避免或减轻尿道炎症及妇科炎症。
- 多喝水可以改善孕期便秘，防止痔疮。

孕妈妈每天喝多少水好

中国营养学会发布的《中国居民膳食指南》中建议孕妈妈在孕早期每天饮水1 500～1 700毫升，孕中期、孕晚期每天饮水1 700～1 900毫升，这样才能满足母胎的水分需求。

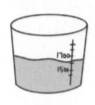

孕早期

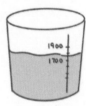

孕中晚期

还要注意两点：

● 口渴是身体已经缺水的信号，所以千万不要等到口渴时再去喝水，应该每隔1~2小时喝一些水。

● 喝水不能太着急，应该慢慢地喝，否则很容易引起腹胀或打嗝儿，导致孕妈妈和胎儿都不舒服。

当然，也不是说水喝得越多越好，对于孕期水肿较严重的孕妈妈，则应控制好饮水量，以免加重水肿。

喝什么样的水

白开水：卫生，容易被身体吸收。

矿泉水：含有较多的钙、镁离子。

鲜榨蔬果汁：既能补水，又能补充多种营养素，但每天的饮用量不要超过每天饮水量的1/5。

 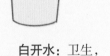 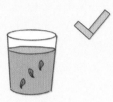 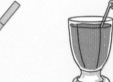 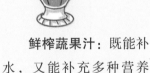 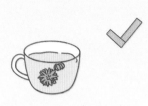

蜂蜜水：含有多种氨基酸、维生素和矿物质，但合并妊娠糖尿病的孕妈妈不能喝。

淡绿茶水：茶多酚具有分解脂肪、降低血脂的作用，可预防高脂血症。

淡菊花茶水：预防上火。

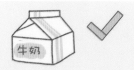

牛奶：富含蛋白质和钙。

柠檬水：改善早孕反应。

豆浆：富含优质植物蛋白和多种维生素、矿物质。

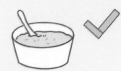 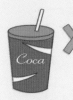

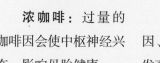

清淡的蔬果汤：口感好，营养丰富。

浓咖啡：过量的咖啡因会使中枢神经兴奋，影响母胎健康。

可乐等碳酸饮料：咖啡因、色素、碳酸会影响胎儿发育及骨骼健康。

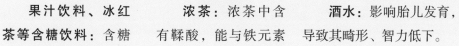

果汁饮料、冰红茶等含糖饮料：含糖量高，增加孕期肥胖和患糖尿病的风险。

浓茶：浓茶中含有鞣酸，能与铁元素结合，导致孕妈妈缺铁性贫血。

酒水：影响胎儿发育，导致其畸形、智力低下。

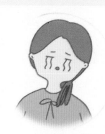

咖啡也不能喝了吗？

也不是完全不可以，只要保证每天咖啡因摄入量不超过200毫克就行，大约相当于300毫升咖啡。但茶、巧克力中也含有咖啡因，如果孕妈妈吃了巧克力或者饮了茶，就要少喝几口咖啡。

 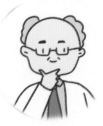

孕期补水蔬果汁——芹菜苹果汁

食材：芹菜400克，苹果2个。

做法：

1. 芹菜洗净，切碎。

2. 苹果洗净，去皮，切小块。

3. 先把芹菜碎放入榨汁机中榨汁，再放入苹果块榨汁，倒入杯子内即可饮用。

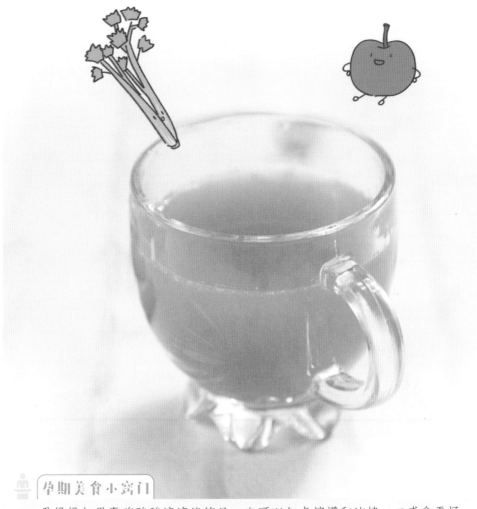

孕期美食小窍门

孕妈妈如果喜欢酸酸凉凉的饮品，也可以加点柠檬和冰块，口感会更好，还能缓解早孕反应引起的胃部不适。

王老师专为孕妈妈设计
——孕早期一日餐单

餐次	餐品	食用量
早餐 （6:30～8:30）	西葫芦虾皮包子	面粉50克，西葫芦50克，虾皮5克
	酸奶	100克
加餐 （10:00左右）	鲜橙	100克
午餐 （11:30～13:00）	二米饭	大米50克，小米50克
	芹菜炒豆腐干	芹菜100克，豆腐干50克
	海蛎肉炒生菜	海蛎肉40克，生菜100克
	番茄鸡蛋汤	番茄50克，鸡蛋50克
加餐 （15:30）	核桃仁	10克
	香蕉	100克
晚餐 （17:30～19:30）	胡萝卜猪肝面条	面粉80克，胡萝卜30克，猪肝10克
	鲜菇炒鸡片	鸡胸肉50克，鲜蘑菇50克
	木耳炒菜心	木耳10克，菜心50克
加餐 （20:30左右）	全麦饼干	30克
	牛奶	200克

全天烹调用油25～30克，碘盐<5克

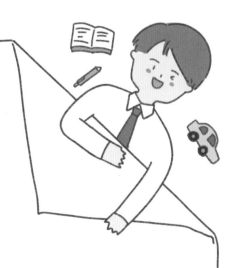

第三章

胃口大开，"孕"味十足
——孕中期的营养要跟上

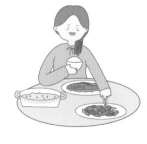

我现在看见什么都想吃。

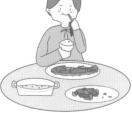

好吃！

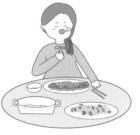

嗯，吃饱啦！

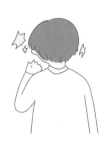

老婆怎么突然这么能吃了？

快速发育，活力满满
——4～6个月的胎儿长这样

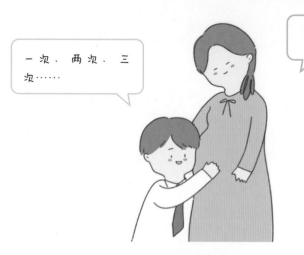

认真数一数。

一次、两次、三次……

孕4月的胎儿可以听见胎心音了

到了怀孕的第4个月，孕妈妈的妊娠反应基本消失。孕妈妈的胃口变好了，营养充足了，所以胎儿的发育也非常快，胎儿的骨骼不断变硬，肺脏、消化系统逐渐发育完成，免疫系统逐步完善，皮肤慢慢增厚，并开始长头发。到了月末，大多数孕妈妈可以借助听诊器听到胎心音。

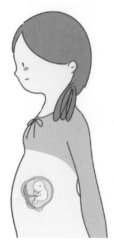

孕妈妈的肚子、乳房明显变大，开始有"孕味"了。

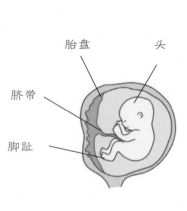

胎盘　　头

脐带

脚趾

孕5月的胎儿会"翻滚"了

怀孕的第5个月，孕妈妈的身心会进入到一个较舒适的状态，胎儿的大脑已经发育，这个时期的胎儿能够感受到孕妈妈的情绪变化，骨骼和肌肉更加结实，手脚的动作更有力气，喜欢玩脐带，此时的孕妈妈能明显感受到胎儿的运动。

孕妈妈身体更加丰满，腹部隆起，乳房胀满，"孕味"十足。

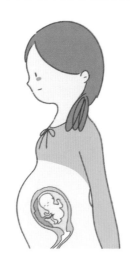
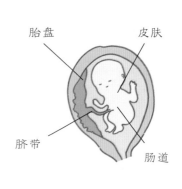

胎盘　　皮肤

脐带

肠道

孕6月的胎儿会吸吮手指了

到了孕6月，孕妈妈通常会食欲大增，从而为胎儿提供充足的营养，而胎儿也不负所望，各个脏器基本发育完成，双眼基本发育成型；可以做出咳嗽、打嗝、皱眉、眯眼等动作；会吸吮自己的手指，能自由地吞咽羊水；已经相当结实的骨骼，让胎儿的动作越来越有力。孕妈妈如果拍自己的肚皮，有时候胎儿会回应着踹两脚。

孕妈妈的腹部隆起更加明显，腰部开始增粗，身体越来越重，乳房能够挤出少量初乳。

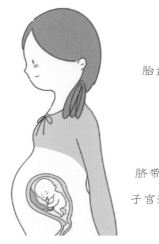
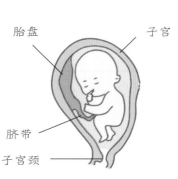

胎盘　　子宫

脐带

子宫颈

妈妈和宝宝都需要脂肪
——孕中期如何摄入脂肪

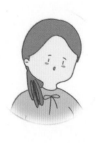

摄入脂肪是让我长肉的意思吗?

当然不是,脂肪是人体必需的一类营养素,作用很大的。

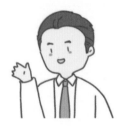

脂肪都有哪些作用

● 为孕妈妈提供能量:1克脂肪能产生9千卡能量。中国营养学会发布的《中国居民膳食营养素参考摄入量》中建议,孕妈妈每日所需的能量应该有20%~30%来源于脂肪。

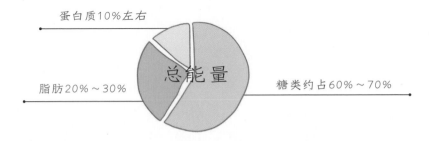

蛋白质10%左右

总能量

脂肪20%~30%

糖类约占60%~70%

● 促进脂溶性维生素的吸收,比如维生素A、维生素D、维生素E、维生素K,这些维生素离开了脂肪,将无法被人体吸收利用。

● 皮下脂肪能够维持孕妈妈的体温,腹腔内的脂肪可帮助固定孕妈妈内脏器官的位置,为胎儿的发育提供一个良好的环境。

● 供给必需脂肪酸。如果孕妈妈摄入不足，会直接导致胎儿生长迟缓，影响肝脏、肾脏、神经系统和视觉的发育。

● 孕期需要3~4千克的脂肪积累，为产后泌乳做储备。

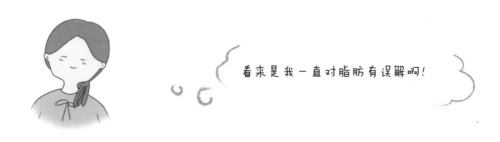

看来是我一直对脂肪有误解啊！

孕妈妈每天需要摄入多少脂肪

孕妈妈每天对脂肪的摄入量应达到30克左右，但最多不能超过50克。如果换算成食物，孕中期每天应摄入：

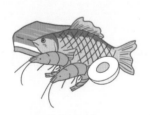

鱼虾肉蛋类150~200克，其中：鱼虾类、畜禽肉各50~75克，蛋类50克，每周食用1~2次动物血或肝脏。

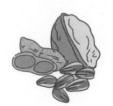

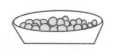

坚果10克。

大豆20克。

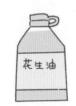

烹调油摄入量应控制在25克。

理想的脂肪比例

人类需要的脂肪酸主要有两类：饱和脂肪酸、不饱和脂肪酸，不饱和脂肪酸又分为单不饱和脂肪酸和多不饱和脂肪酸。孕妈妈每天摄入的脂肪中，这三种脂肪酸的占比应分别为：小于10%、10%、大于10%，其中多不饱和脂肪酸中的亚油酸（ω–6系列）和α–亚麻酸（ω–3系列）的比值为4:6。

脂肪酸（占总能量比20%~30%）

饱和脂肪酸（<10%）

摄入量过高会导致血胆固醇升高，形成动脉粥样硬化，增加患冠心病的风险。

代表食物：动物油、黄油、奶油、可可油、椰子油、棕榈油等。

不饱和脂肪酸（20%）

减少血液中多余的三酰甘油和胆固醇，防止血栓和动脉粥样硬化，减少心血管病发病率。

代表食物：鱼虾贝类、大豆、各种植物油等。

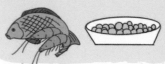

能在体内合成

从食物中摄取（必需脂肪酸）

单不饱和脂肪酸（10%）

ω-9系列

油酸

代表食物：橄榄油、葵花子油、菜子油、茶油、花生油等。

多不饱和脂肪酸（10%）

ω-6系列

ω-3系列

亚油酸

代表食物：红花油、葵花籽油、大豆油、芝麻油、玉米油等。

花生四烯酸（ARA）

代表食物：动物肝脏、蛋白、鲍鱼等。

α-亚麻酸

代表食物：亚麻籽油、紫苏油、核桃油等。

DHA（二十二碳六烯酸）、EPA（二十碳五烯酸）

代表食物：鲑鱼、沙丁鱼、鳕鱼等深海鱼类。

总之，脂肪酸没有绝对的好坏之分，平衡即可。

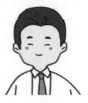

磷脂是聪明的脂肪

磷脂也是脂类的一种，是组成生物膜的主要成分，对胎儿的大脑和视网膜的发育有重要作用。尤其是在孕20周以后，胎儿的脑细胞分裂加速，需要大量的磷脂，ARA、DHA等多不饱和脂肪酸是合成脑磷脂所必需的营养物质。

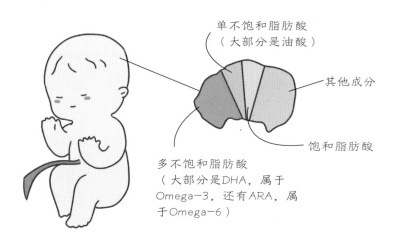

单不饱和脂肪酸
（大部分是油酸）

其他成分

饱和脂肪酸

多不饱和脂肪酸
（大部分是DHA，属于
Omega-3，还有ARA，属
于Omega-6）

磷脂的食物来源：

● 蛋黄、瘦肉、肝、肾等动物性食物，其中蛋黄中含卵磷脂最多。

● 植物性食物以大豆中含量最多，主要为大豆磷脂，葵花籽、亚麻籽、芝麻中也有一定含量的磷脂。

反式脂肪酸的危害

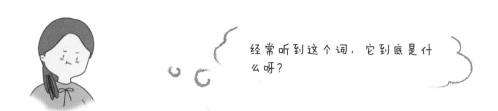

经常听到这个词，它到底是什么呀？

油脂按照化学结构主要分为2种：顺式脂肪酸和反式脂肪酸。

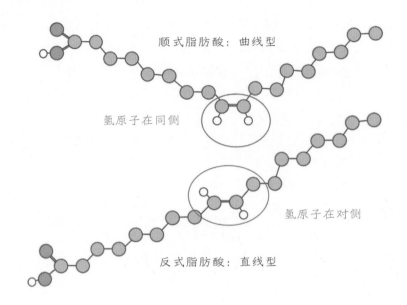

顺式脂肪酸：曲线型

氢原子在同侧

氢原子在对侧

反式脂肪酸：直线型

一般来说，植物油中的脂肪酸都属于顺式脂肪酸，但如果植物油在氢化过程中未完全氢化，就会产生反式脂肪酸。如果孕妈妈摄入过多的反式脂肪酸，不但会增加自身患动脉粥样硬化和冠心病的风险，还会影响胎儿神经系统的发育。

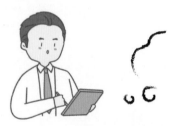

反式脂肪酸很善于伪装的，它有很多个名字，比如食用氢化油、氢化植物油、人造脂肪、代可可脂、人造奶（黄）油、人造植物黄（奶）油、起酥油、人造酥油等。遇到食品标签上有这些成分，孕妈妈要尽量少吃。

含有反式脂肪酸的常见食物：

蛋糕、面包、沙琪玛、蛋黄派、月饼、老婆饼、各种饼干、汉堡包、油炸食品、膨化食品、蛋挞、巧克力、速溶咖啡、咖啡伴侣、奶茶、糖等。

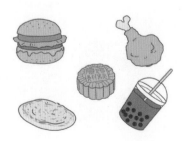

补充不饱和脂肪酸——**清炖鲤鱼**

食材： 鲤鱼1条，香葱末、姜片各适量。

调料： 料酒、碘盐、食用油各适量。

做法：

1. 鲤鱼处理干净后切块。

2. 油锅烧热，放入姜片爆香，加水，待水烧开后放入鱼块、料酒、碘盐，煮至鱼肉熟烂。

3. 撒上香葱末。

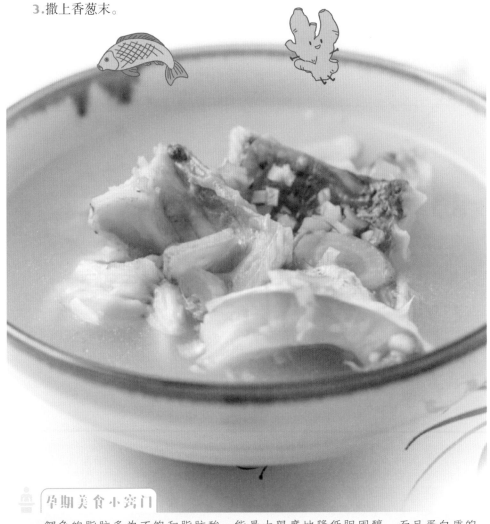

孕期美食小窍门

　　鲤鱼的脂肪多为不饱和脂肪酸，能最大限度地降低胆固醇，而且蛋白质的含量和质量也很高，容易被人体消化吸收，非常适合孕妈妈食用！

组织细胞的基础原料
——优质蛋白质的摄入

从孕中期开始，胎儿进入快速生长发育期，孕妈妈的饮食安排也要有所变化，首先就是需要增加优质蛋白质的摄入。

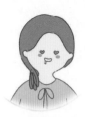

我最喜欢吃肉啦!

孕中期为什么要增加蛋白质的摄入

孕中期蛋白质的需要量增加，主要是为了满足母体、胎盘和胎儿生长的需要。

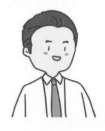

孕中期体重增加，需要更多的蛋白质来维持生理功能。
孕妈妈不断增大的子宫、乳房及胎盘的发育，都需要更多的蛋白质来参与补充。

如果孕妈妈的蛋白质摄入量不足，会导致血浆蛋白减少，加重孕期水肿。
蛋白质是合成抗体的物质，如果摄入不足，会直接降低母体的免疫力，危害母胎健康。蛋白质是构成组织细胞的基础原料，如果孕妈妈蛋白质摄入不足，会导致胎儿生长迟缓，甚至会造成流产、早产或死胎。

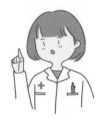

孕中期每天应摄入多少蛋白质

中国营养学会建议：孕早期每天需摄入55克蛋白质，孕中期应在孕早期的基础上每天多摄入15克蛋白质。

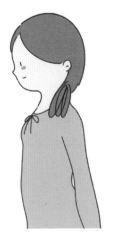

孕早期

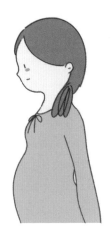

孕中期

如何增加优质蛋白质的摄入

食物种类	蛋白质含量	孕中期每天摄入量
畜禽瘦肉	10% ~ 20%	50 ~ 75克
鱼虾蟹贝类	15% ~ 22%	50 ~ 75克
蛋类	13%	50克
奶类	3%	300 ~ 500克
大豆类及豆制品	22% ~ 37%	20克
坚果	12% ~ 36%	10克

孕中期的孕妈妈只要每天吃够这些食物，再加上谷薯类食物中的一些蛋白质，就可以满足自身和胎儿对蛋白质的需求了。

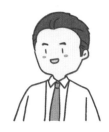

增强孕妈妈体质，提高免疫力——炖燕窝

食材： 干燕窝1盏。

调料： 冰糖适量。

做法：

1. 干燕窝放入常温水中浸泡1小时，然后撕成条，换水再泡发3~4小时，泡到燕丝松散开即可。

2. 泡发好的燕窝放入漏勺内，在水中晃动滤去小细毛，挑出细小杂质。

3. 清洗干净的燕窝沥干水分，放入加好开水的炖盅内，隔水炖，先用大火烧开，再改为小火炖20~30分钟。

4. 加入冰糖调味即可。

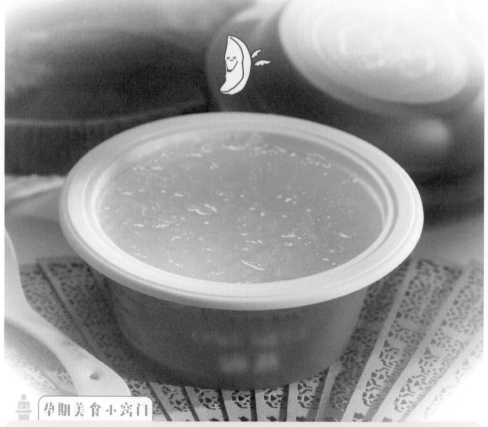

孕期美食小窍门

燕窝富含蛋白质、氨基酸、唾液酸等营养物质，用隔水炖或蒸的烹调方法，可以最大程度地保留这些营养成分，有助于增强备孕妈妈体质，提高免疫力。

不仅仅是帮助排泄
——膳食纤维的摄入不可少

膳食纤维虽不是营养素，但它有着增强其他营养素的功效，能够调整孕妈妈的身体状态，对孕妈妈的身体健康十分有益。

膳食纤维是什么

膳食纤维是一种糖类，只是它不能被人体消化吸收，也不能为人体提供能量，比较另类。

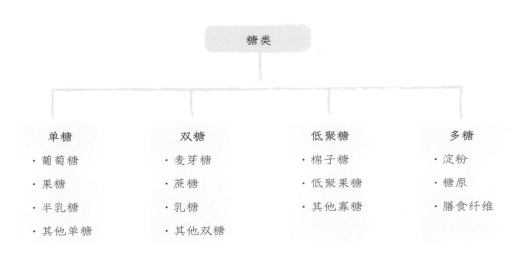

糖类

单糖	双糖	低聚糖	多糖
·葡萄糖	·麦芽糖	·棉子糖	·淀粉
·果糖	·蔗糖	·低聚果糖	·糖原
·半乳糖	·乳糖	·其他寡糖	·膳食纤维
·其他单糖	·其他双糖		

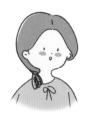

原来有这么多种糖呀！

孕妈妈为什么需要膳食纤维

回答这个问题之前，我们先来了解一下膳食纤维的分类。

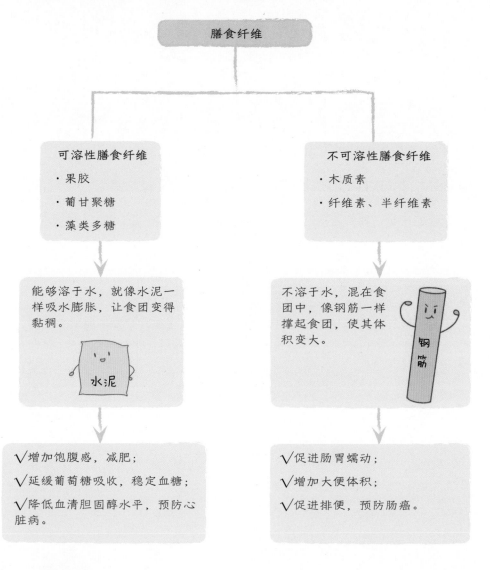

膳食纤维

可溶性膳食纤维
· 果胶
· 葡甘聚糖
· 藻类多糖

不可溶性膳食纤维
· 木质素
· 纤维素、半纤维素

能够溶于水，就像水泥一样吸水膨胀，让食团变得黏稠。

水泥

不溶于水，混在食团中，像钢筋一样撑起食团，使其体积变大。

钢筋

√ 增加饱腹感，减肥；
√ 延缓葡萄糖吸收，稳定血糖；
√ 降低血清胆固醇水平，预防心脏病。

√ 促进肠胃蠕动；
√ 增加大便体积；
√ 促进排便，预防肠癌。

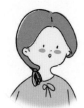

有这么多作用啊！看来以后我得多吃一些高纤维食物了。

孕妈妈每天应摄入多少膳食纤维

孕妈妈膳食纤维的适宜摄入量是根据中国营养学会《平衡膳食宝塔》推算出来的，每天摄入不少于25克，30克左右为宜。

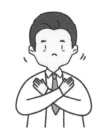

注意！膳食纤维再好也不能过量摄入，因为膳食纤维可与铁、钙、锌等结合，影响这些营养素的吸收，长期下来会造成营养不良。

富含膳食纤维的食物有哪些

膳食纤维的主要成分来自植物的细胞壁，也就是说，只要是地里长出来的植物，都含有膳食纤维，而且大多数植物性食物中，都同时含有可溶性和不可溶性的膳食纤维，只是不同的食物，膳食纤维的含量有区别而已。便秘、肥胖、血糖高、血脂高的孕妈妈可有意识地多食用一些膳食纤维含量高的食物。

高膳食纤维食物一览表	
蔬菜类	白菜、菠菜、芹菜、莜麦菜、西蓝花、蒜薹、嫩蚕豆、嫩豌豆、豆角等
粗粮类	燕麦片、黑米、玉米等
菌藻类	银耳、木耳、紫菜、口蘑、香菇、金针菇等
坚果类	杏仁、核桃、板栗等

补充膳食纤维——**木耳白菜汤**

食材： 水发木耳100克、白菜250克、虾皮10克、水发海带20克，葱丝、姜片各5克。

调料： 碘盐3克、食用油10克。

做法：

1. 水发木耳洗净，撕成小朵。

2. 白菜、水发海带分别洗净，切片。

3. 热锅，倒入油烧热，用姜片、葱丝、虾皮爆锅，放入白菜片、木耳煸炒一下，加入海带片，倒入适量清水，煮沸后大火再煮5分钟。

4. 放入碘盐调味。

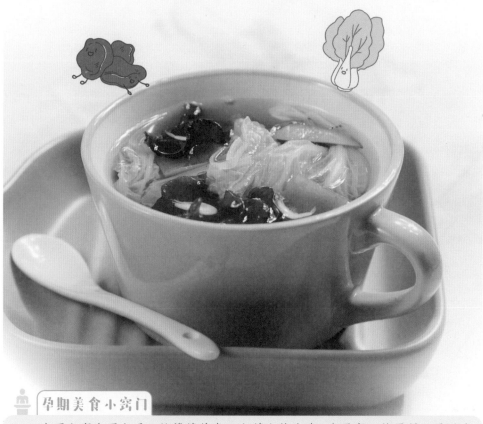

孕期美食小窍门

　　木耳中富含蛋白质、铁等营养素；白菜中维生素C含量高，热量低，最适合超重的孕妈妈食用了。

补充钙质很重要
——孕期如何科学补钙

从孕18周开始，胎儿的骨骼和牙齿开始钙化，对钙的需要量增加，孕妈妈要开始注意补钙。

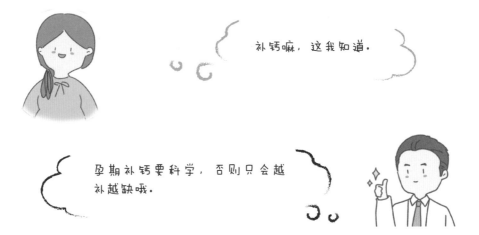

补钙嘛，这我知道。

孕期补钙要科学，否则只会越补越缺哦。

钙对母胎的作用

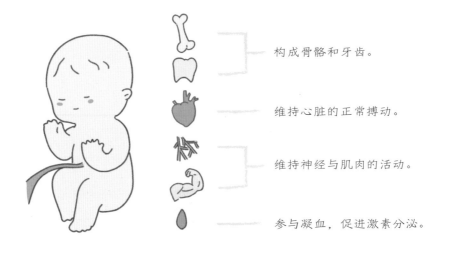

构成骨骼和牙齿。

维持心脏的正常搏动。

维持神经与肌肉的活动。

参与凝血，促进激素分泌。

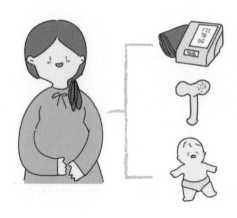

降低发生妊娠期高血压疾病和子痫前期的风险。

维持骨密度，预防骨质疏松。

降低早产的概率。

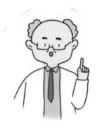

无论孕妈妈是否缺钙，胎盘这个极负责任的"运输机"都会主动给胎儿运输钙质，而不会顾及母体的状况，这也是孕妈妈容易缺钙的主要原因之一。

孕妈妈每天需要摄入多少钙

中国营养学会建议，从孕中期开始，孕妈妈每天需要摄入钙1 000毫克，孕晚期每天钙的摄入量应为1 500毫克。

如何补钙

食补

● 无论是钙的含量，还是钙的被吸收利用率，奶类都是最理想的钙源。孕妈妈每天需摄入奶类或奶制品300～500克，包括牛奶、酸奶、奶酪、奶粉等。

● 虾皮和带骨头的小鱼，含钙也特别丰富。

● 海带、紫菜、绿色蔬菜等食物中含钙量也很高。

● 大豆及豆制品、黑豆、红豆、瓜子、芝麻等含钙量也较高。

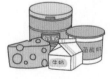   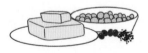

钙补充剂

如果孕妈妈在日常饮食中不能补足钙质，需遵医嘱服用钙补充剂。

● 碳酸钙：需要胃酸来帮助溶解，最好在进餐时服用。

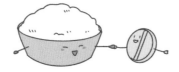

● 柠檬酸钙：它是有机钙，吸收率高，可在两餐之间服用。

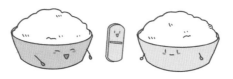

但是补钙也不能过量，每天的饮食、钙补充剂和饮用水中，钙总量不能超过2 500毫克，否则会引起便秘，增加肾结石的风险，还会抑制铁、锌的吸收。

菠菜、笋、香椿、浓茶、粗粮等食物含有较多草酸、植酸，在服用钙片时最好避开，因为植酸和草酸会阻碍钙的吸收，影响补钙效果。烹饪时，可以先将菠菜等焯水再烹调，可以去除一部分草酸。

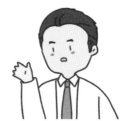

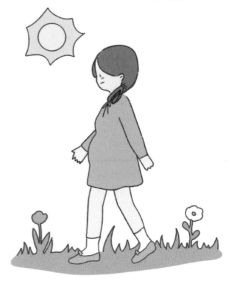

补充维生素D

维生素D在食物中的含量极少，它是由人体自身皮肤合成的，而这个合成过程需要阳光的照射才能完成。因此，孕妈妈在阳光充足的日子，最好可以保证每天20分钟左右的"日光浴"，这样就可以满足人体对维生素D的需求了。

补钙强壮骨骼——**山药芝麻糊**

食材：黑芝麻120克、山药15克、鲜牛奶适量、大米少许。

调料：冰糖适量。

做法：

1. 大米洗净，浸泡1小时，捞出；山药洗净，去皮，切成小丁；黑芝麻炒香。

2. 大米、山药丁、黑芝麻一起倒入搅拌器内，加入鲜牛奶打成糊。

3. 锅内加入清水、冰糖，煮沸后将打好的糊倒入锅内，不断搅拌均匀即可。

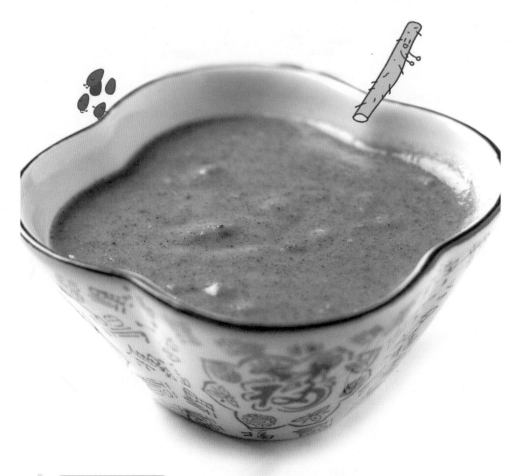

孕期美食小窍门

炒黑芝麻的时候要用小火，不能心急，要不断翻炒。随着温度升高，你会听到黑芝麻的爆破声，就说明炒好了。

光吃肉还不行
——孕中期补铁饮食怎么吃

随着孕周的增加，孕妈妈的血容量和红细胞数量逐渐增加，胎儿、胎盘快速生长也需要更多的铁，所以到了孕中期，孕妈妈就需要特别注意增加铁的摄入量了。

铁对母胎的作用

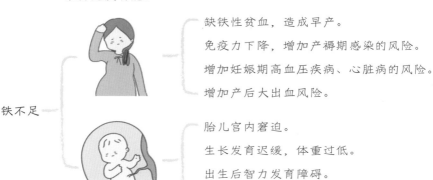

铁 ┬ 合成血红蛋白。
　　├ 运输、携带氧气。
　　├ 参与细胞色素和各种酶的合成。
　　└ 维持免疫功能。

铁不足 ┬ 缺铁性贫血，造成早产。
　　　　├ 免疫力下降，增加产褥期感染的风险。
　　　　├ 增加妊娠期高血压疾病、心脏病的风险。
　　　　├ 增加产后大出血风险。
　　　　├ 胎儿宫内窘迫。
　　　　├ 生长发育迟缓，体重过低。
　　　　├ 出生后智力发育障碍。
　　　　└ 死胎。

孕妈妈每天需要多少铁

中国营养学会建议，孕妈妈在孕中期每天应摄入24毫克铁。

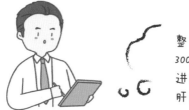

整个孕期需额外补充铁800毫克，其中约300毫克铁会进入胎儿体内和胎盘中，促进其生长发育；500毫克铁贮存在孕妈妈的肝脏、骨髓和肌肉当中，以备不时之需。

如何补铁

饮食：吃肉也要吃菜

日常食物中的铁有两种存在形式：血红素铁和非血红素铁，血红素铁的吸收率大于非血红素铁的吸收率。

血红素铁：血红素铁即二价铁，存在于动物肝脏、动物全血、畜禽肉类、鱼类等动物性食物中，最容易被消化道吸收。

非血红素铁：非血红素铁即三价铁，存在于蔬菜、豆类及豆制品等植物性食物中，吸收率较低。

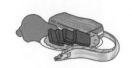

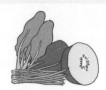

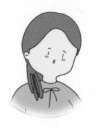

非血红素铁不容易被吸收，怎么办？

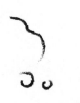

别担心，只要通过维生素C，把三价铁转化成二价铁，非血红素铁就能被人体吸收了。

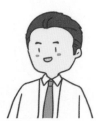

孕妈妈在补铁的时候，光吃富含铁的食物还不够，还需要同时摄入含维生素C较多的蔬菜和水果，这样能促进身体对铁的吸收，提高膳食铁的利用率。

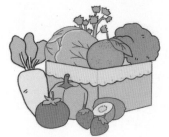

富含维生素C的蔬果（mg/100g可食部分）			
食物	含量	食物	含量
青椒	130	番茄	14
油菜苔	65	芹菜	8
花椰菜	32	猕猴桃	62
西蓝花	56	草莓	47
苦瓜	56	荔枝	41
圆白菜	40	橙子	33
菠菜	32	柠檬	22
白菜	37.5	葡萄	4
莲藕	19	桂圆	43
韭菜	2	白萝卜	19
毛豆	27	番石榴	68
白菜苔	44	鲜山楂	53

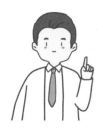

注意啊，维生素C在储存和烹饪的过程中特别容易损失，所以要选择新鲜的蔬果。绿叶蔬菜要先洗后切，然后尽快入锅，大火快炒。水果洗净，去皮直接吃是最好的。

铁补充剂

如果饮食补铁不够，孕妈妈可在医生指导下服用硫酸亚铁。

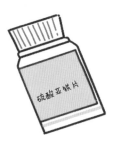

补铁强壮骨骼——香芹炒猪血

食材：猪血块100克、芹菜150克，生姜、大蒜各适量。

调料：酱油、料酒、碘盐、食用油各少许。

做法：

1. 猪血块洗净，切小块；芹菜择洗干净，切长条；生姜切丝；大蒜切片。

2. 油锅烧热，放入姜丝和蒜片爆香，然后倒入芹菜和猪血快速翻炒几下后，加入料酒、酱油继续翻炒至熟。

3. 撒上碘盐调味，就可以出锅了。

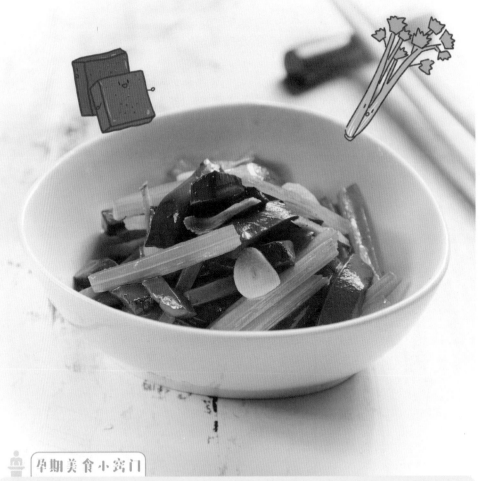

孕期美食小窍门

咖啡、红茶中含有酚类物质，会干扰铁的吸收，所以在食用补铁食物的时候要避免喝咖啡和茶。

"生命之花，智慧之源"
——孕妈妈缺锌怎么补

锌是人体不可或缺的微量元素，是"生命与智慧的火花"，有着非常重要的生理功能，孕妈妈要注意补充哦。

锌有什么作用

锌
- 参与体内200多种酶的合成。
- 参与细胞、物质代谢。
- 促进人体生长发育。
- 加速伤口愈合。
- 保证人体正常的味觉、嗅觉、视觉。
- 保证维生素A的代谢。
- 增强人体免疫力。

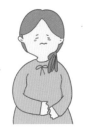

缺锌
- 免疫力降低，易生病。
- 味觉、嗅觉异常，食欲减退，妊娠反应加重。
- 消化和吸收功能不良。
- 反复出现口腔溃疡。
- 影响子宫收缩，难产。

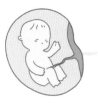

- 胎儿生长发育迟缓，导致早产、体重低。
- 大脑发育不良，导致畸形。
- 出生后免疫力低下。

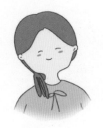

怪不得说锌是生命之花，智慧之源呢！

是啊，所以孕期补锌真的很重要。

孕妈妈每天需要补多少锌

中国营养学会对锌的推荐是每天摄入9.5毫克。

如何补锌

锌的食物来源

对于大多数孕妈妈来说，通过饮食途径补锌即可，也最有效。

海产品类：牡蛎等贝类、海鱼等。

肉类：动物肝脏、瘦肉。

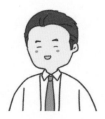

坚果类：核桃、花生、南瓜子等。

蔬菜类：白菜、萝卜、南瓜、茄子等。

谷豆类：玉米面、芝麻、麦芽、小麦、黄豆等。

水果类：苹果、香蕉等。

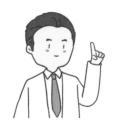
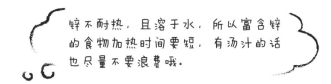

锌不耐热，且溶于水，所以富含锌的食物加热时间要短，有汤汁的话也尽量不要浪费哦。

锌补充剂

如果通过饮食无法补充足够的锌，孕妈妈可在医生指导下服用葡萄糖酸锌。

注意，摄入过量的锌（一天摄入2克以上）会引起中毒，所以，孕妈妈补锌要遵医嘱，不要盲目补充哦。

能提高锌的作用的营养素

维生素A： 能提高人体对锌的吸收，保证孕妈妈食欲正常；而锌也参与了维生素A的代谢，提高维生素A的抗氧化能力。二者相辅相成，同时摄取可使功效更强。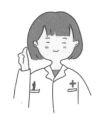

富含维生素A的食物：动物肝脏、蛋黄、鱼肝油、胡萝卜、菠菜、西蓝花等。

蛋白质： 是合成抗体的原料，而锌在蛋白质转化成抗体的过程中发挥了重要作用，而且锌本身还是强效免疫调节剂，可增强胸腺、脾脏、淋巴等免疫器官的功能，提高T细胞的杀伤活力。二者同时摄取，可进一步提高孕妈妈的免疫力。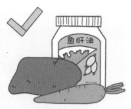

富含蛋白质的食物：禽畜瘦肉、鱼虾贝类、大豆及豆制品、牛奶、鸡蛋等。

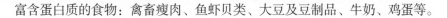

维生素C： 能促进胶原蛋白的合成，而锌能促进蛋白质的代谢。二者同时摄取，可改善孕妈妈皮肤干燥等问题。

富含维生素C的食物：青椒、西蓝花等绿色蔬菜；红薯、土豆、南瓜等薯类；橙子、猕猴桃、鲜枣等水果。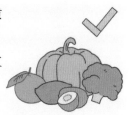

补锌增智慧——枸杞子山药羊肉汤

食材：羊肉300克、枸杞子30克、山药100克、姜片10克。

调料：碘盐适量。

做法：

1.羊肉洗净，切片；枸杞子洗净；山药去皮，洗净，切块。

2.羊肉片、枸杞子、山药块、姜片一起放入锅内，加水1 000毫升，先用大火煮沸，然后用小火炖30分钟，肉熟后加碘盐调味即可。

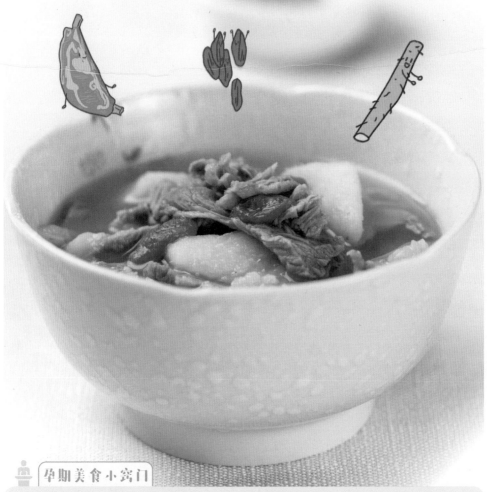

孕期美食小窍门

如果孕妈妈觉得羊肉有膻味，可将羊肉切片后放入水中，加点米醋，待煮沸后捞出羊肉，再继续烹调，就能去除羊肉的膻味了。

一人吃两人份的确没必要
——营养过剩危害大

有些孕妈妈担心早孕反应导致营养不足，到了孕中期胃口大开之后就开始大补特补。在这里提醒大家，这样可不行哦，营养过剩会危害自身和胎儿的健康！

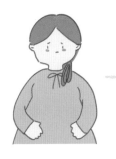

体重超标或肥胖，影响产后恢复。

加重孕妈妈心脏、肝脏的负担。

增加妊娠糖尿病和妊娠期高血压疾病的风险。

难产，出现产伤。

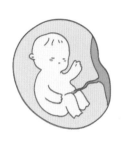 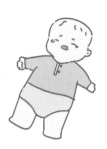 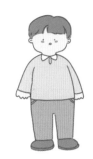

胎儿体重过大，即"巨大儿"。

出生后低血糖、低血钙，心脏负担加重。

长大后易患肥胖、糖尿病和心血管疾病。

如果偏吃一种营养素，就会造成该营养素过量，影响母胎健康。比如钙过量会导致肾结石和乳-碱综合征，还会使胎盘过早钙化，使婴儿囟门早闭；维生素A过量有可能导致胎儿智力障碍或发育畸形，如先天性心脏病或唇腭裂等；维生素D过量则容易造成孕妈妈的软组织钙化，所以，孕妈妈一定要注意饮食规律，营养要适度、均衡。

算算自己孕期增重适宜吗 ——孕期要定期监测体重

孕期体重适宜增长是营养均衡的标志，也是母胎健康的表现。因此，在孕中晚期，孕妈妈应该定期监测体重变化，根据体重增长情况来调整能量的摄入。

应多长时间测量一次体重

孕早期体重变化不大，每月测量一次即可。孕中期以后，胎儿生长发育加快，孕妈妈体重增长也比较快，需每周测量一次体重。

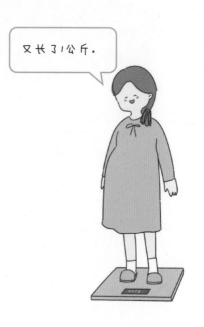

又长了1公斤。

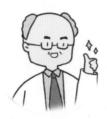

注意，体重秤要校对准确，称重前孕妈妈要排空大小便、穿单衣，脱掉鞋帽、厚外套，这样才能保证测量结果准确哦。

孕期体重增长多少适宜

孕期平均增重
- 胎儿、胎盘、羊水。
- 孕妈妈增加的血容量、增大的子宫和乳腺。

→ 必要性体重增加6~7.5千克

- 孕妈妈身体蓄积的脂肪3~4千克。

但是，因孕妈妈的体型、胖瘦的不同，孕期体重增加的标准范围也不一样。孕妈妈可以先计算自己的BMI指数[BMI=体重(千克)/身高(米)^2]，再确定孕期的增重标准。

美国国家医学研究院推荐的孕期适宜体重增长标准		
孕前体重指数（BMI）	总增重范围（kg）	孕中晚期每周增重均值及范围（kg）
低体重（<18.5）	12.5~18.0	0.51（0.44~0.58）
正常体重（18.5~25.0）	11.5~16.0	0.42（0.35~0.50）
超重（25.0~30.0）	7~11.5	0.28（0.23~0.33）
肥胖（≥30.0）	5.9~9.0	0.22（0.17~0.27）

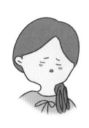

啊！我每周平均体重增长量超了1kg。

那你需要在保证营养供应的同时，控制一下总能量的摄入，并适当增加身体的活动量，比如散步、孕期瑜伽、游泳等，每天30分钟，就可以减少体重增长的速度。但有些孕妈妈体重增长不足，那就应适当多摄入些能量密度高的食物。

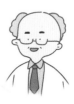

 营养知识小课堂

食品的能量密度指的是每克食物所含的能量，通常与食品中水分和脂肪的含量密切相关，水分含量高则能量密度低，脂肪含量高则能量密度高。比如绿叶蔬菜中水分含量高，其为人体提供的能量就少；肉类脂肪含量高，其提供的能量就比等量的其他食物多。

营养又瘦身——鲜蘑焖冬瓜

食材： 鲜蘑150克，冬瓜350克，虾米10克，姜、葱各适量。

调料： 碘盐、香油、料酒、鸡汤、水淀粉、胡椒粉、食用油各适量。

做法：

1.冬瓜去皮切块；鲜蘑洗净撕成条；虾米浸透；姜去皮切片；葱切段。

2.锅内加水烧开，放入鲜蘑条、冬瓜块、葱段煮开，捞起备用。

3.油锅烧热，放入姜片、虾米爆香，倒入鸡汤、料酒，放入冬瓜块、鲜蘑条，调入碘盐，焖至入味后用水淀粉勾芡，最后下香油、胡椒粉，拌匀即成。

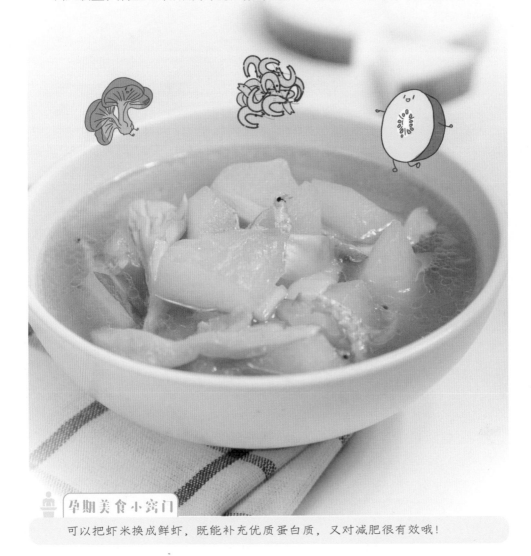

孕期美食小窍门

可以把虾米换成鲜虾，既能补充优质蛋白质，又对减肥很有效哦！

是必需还是多此一举
——喝孕妇奶粉有讲究

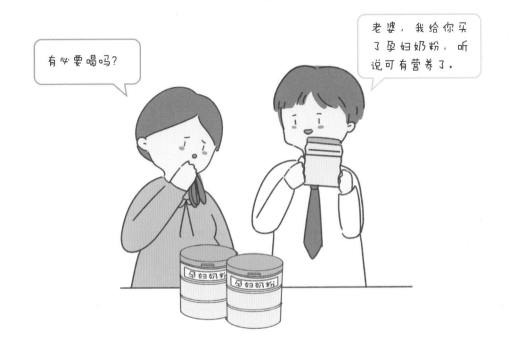

有必要喝吗？

老婆，我给你买了孕妇奶粉，听说可有营养了。

孕妇奶粉和普通奶类有什么区别

孕妇奶粉是在牛奶的基础上，添加了孕期所需要的多种营养成分，比如叶酸、铁、钙、磷、DHA等营养素。有些奶粉中还特别添加了双歧杆菌，可以有效保护肠黏膜，而且更容易被人体吸收，是专门为孕妈妈们准备的奶粉。

普通奶粉

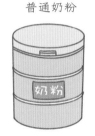

+叶酸、铁、钙、磷、DHA等

孕妇奶粉

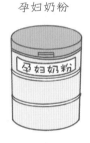

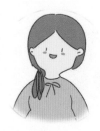

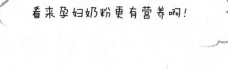
看来孕妇奶粉更有营养啊！

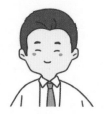

是的。但并不是所有孕妈妈都需要喝孕妇奶粉。正常情况下，只要膳食均衡，饮食中的营养就能满足孕妈妈自身和胎儿发育的需求，也没必要非得喝孕妇奶粉了。

如何挑选孕妇奶粉

首先，孕妈妈要了解自己的营养状况，看是否缺乏某种或某一些营养素。

其次，选择值得信赖的大品牌，奶粉质量比较有保证。

最后，根据自己的营养需求来选择适宜的孕妇奶粉，比如，平时肉类吃得较多的孕妈妈最好选择低脂配方奶粉；素食或胃口不好的孕妈妈可以选择全脂或高脂奶粉。

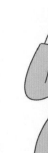
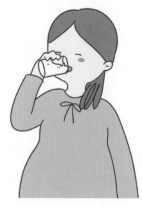

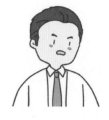

注意，喝孕妇奶粉就不需要再喝牛奶了，更不要认为孕妇奶粉营养好就大喝特喝，以免营养过剩，导致肥胖，或导致胎儿过大，使分娩困难。最好在专业医生的指导下，根据胎儿的发育情况适时做相应调整。

半夜被饿醒
——孕妈妈夜间吃点啥

孕期需要的能量增加，代谢加快，特别容易饿。尤其是到了半夜，很多孕妈妈常常被饿醒，不吃睡不着，吃了又怕发胖。

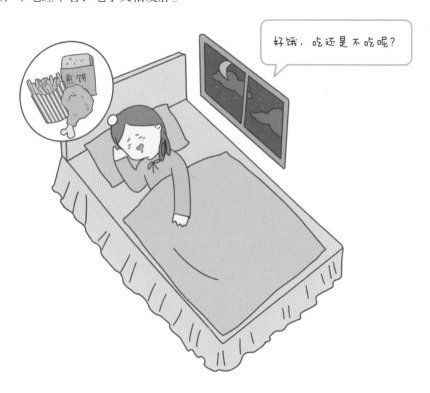

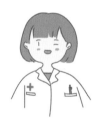

饿着也睡不着，还不如起来吃点东西，反而有助于睡眠。

这些食品都是可以用来加餐的

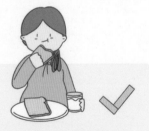

全麦饼干/面包+低脂牛奶：
这类食物能饱腹，易消化，能量低，还能够增加体内的膳食纤维；低脂牛奶可以补充蛋白质和钙，还不会摄入过多的脂肪。

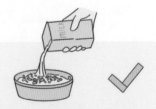

燕麦片： 孕妈妈可以挑选原味的、不添加香精或其他成分的燕麦片。在半夜饿醒时用热水或热牛奶泡上一碗，能够马上赶走饥饿感。

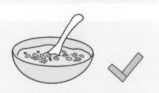

粥： 做晚餐时可以多煮点儿粥，加些玉米粒、肉末，放到保温桶里，半夜饿了可以直接吃，方便、营养又美味。

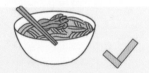

面条： 比较容易消化，再加上一点菜叶，营养丰富，能补充孕妈妈所需的营养，而且不会造成积食，影响睡眠。

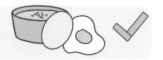

鸡蛋： 孕妈妈半夜吃鸡蛋的话，最好吃蒸鸡蛋羹、煎荷包蛋或煮鸡蛋，一个就好，肠胃比较好吸收。

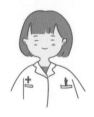

吃东西的时候要细嚼慢咽，可以增加饱腹感，帮助消化。如果孕妈妈总是半夜饿醒，可以在晚饭后，睡觉前2小时左右加个餐。可以选择上面说到的加餐食品，适量吃一些，避免因饥饿影响睡眠质量。

"宵夜"黑名单

● 高糖食物：如糖果、奶油蛋糕、巧克力、奶茶等。

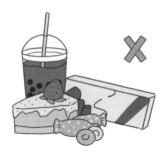

糖和热量摄入过多，增加肥胖和妊娠糖尿病的风险。

● 高温油炸食品：如薯条、薯片、方便面、炸鸡腿等。

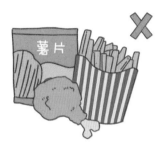

脂肪含量高，不利于消化吸收，影响睡眠质量。

● 重口味食物：如火腿肠、辣条等太辣、太咸的食物。

这些盐分容易超标的食物，会让你口干舌燥，刺激肠胃，容易影响睡眠。

别吃完就躺下，吃完要记得刷牙或者漱口哦！

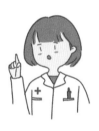

王老师专为孕妈妈设计
——孕中期一日餐单

餐次	餐品	食用量
早餐 （6:30~8:30）	豆沙包	面粉40克，红豆沙15克
	牛奶	250克
	煮鸡蛋	50克
加餐 （10:00左右）	水果沙拉	猕猴桃50克，苹果50克，酸奶100克
午餐 （11:30~13:00）	杂粮饭	大米40克，小米30克，黑米30克
	青红椒炒猪肝	青椒50克，红椒50克，猪肝50克
	香菇炒油菜	香菇20克，油菜100克
	鲫鱼豆腐紫菜汤	鲫鱼20克，豆腐100克，紫菜2克
加餐 （15:30）	香蕉	100克
	酸奶	250克
晚餐 17:30~19:30	白菜肉丝面	面粉80克，猪瘦肉20克，白菜100克
	土豆炖鸡块	鸡肉50克，土豆60克
	凉拌黄瓜	黄瓜100克，芝麻酱10克
加餐 （20:30左右）	全麦面包	50克
	草莓	100克

全天烹调用油25~30克，碘盐<5克

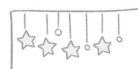

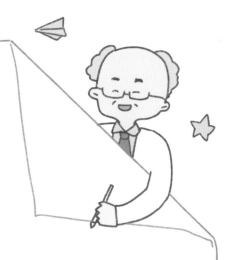

第四章

日益笨拙，问题多多
——孕晚期的营养储备

宝宝长得快了，我得多吃。

老婆，医生说孕晚期也不能掉以轻心，营养要跟上，但也要控制。

发育日益完善了
——7~9个月的胎儿长这样

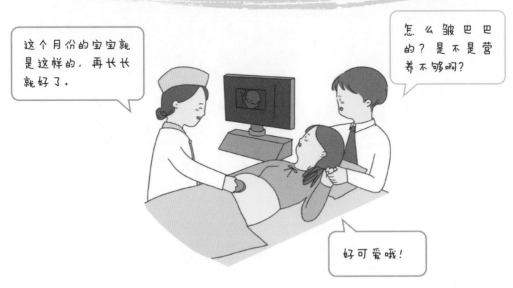

这个月份的宝宝就是这样的，再长长就好了。

怎么皱巴巴的？是不是营养不够啊？

好可爱哦！

孕7月的胎儿皱巴巴

到了怀孕的第7个月，胎儿的个头越来越大，大脑继续发育，四肢活动功能良好，所以动静也越来越大。此时的胎儿皮下脂肪少，皮肤呈粉红色，皱皱巴巴的，就像个小老头；视网膜开始形成，能够区分光亮与黑暗了；男宝宝的睾丸开始下垂，女宝宝的阴唇已经发育。

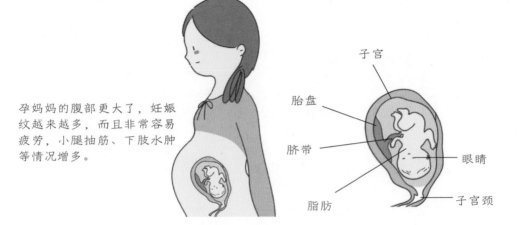

孕妈妈的腹部更大了，妊娠纹越来越多，而且非常容易疲劳，小腿抽筋、下肢水肿等情况增多。

子宫

胎盘

脐带

脂肪

眼睛

子宫颈

孕8月的胎儿"技能"多多

到了孕8月，胎儿皮下脂肪日渐增多，褶皱减少，到月末时，看起来更像一个婴儿了。胎儿的各个器官继续发育完善，身体迅速长大，能够在孕妈妈的子宫里自由自在地翻滚，然而一旦遇到强烈的声音刺激和震动，就会大惊失色，做出非常惊愕的表情。

孕妈妈体重增长很快，腹部向前挺得更加明显，大腹便便的日子到来了，同时便秘、水肿等问题日益严重。

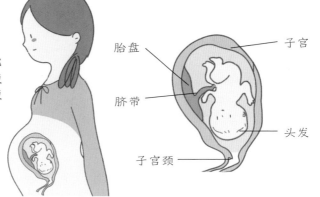

子宫

胎盘

脐带

头发

子宫颈

孕9月的胎儿已经头朝下

到了孕9月，胎儿逐渐发育完善，原本长满全身的胎毛逐渐脱落，皮肤变得光滑；男宝宝的睾丸已下降到阴囊中，女宝宝的生殖器官发育基本完成；柔软的指甲长到了手指、脚趾的尖部；胎儿身体内部的各个器官已经趋于完善，逐渐呈头朝下状态，为出生做准备，如果提前离开子宫，也可以较好地生活。

孕妈妈的子宫继续增大，腹壁已变得很薄，子宫底已经上升到心口窝，消化不良、尿频等情况更加严重。

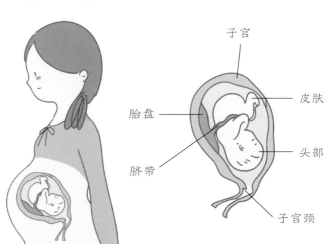

子宫

皮肤

胎盘

头部

脐带

子宫颈

继续，继续——
孕晚期仍需要补充的营养素

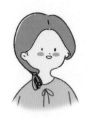

最近明显感觉饭量见长，还容易饿。

正常。孕晚期是胎儿生长最迅速的阶段，也是孕妈妈代谢和组织增长的最高峰，各种营养的摄入都要跟上。

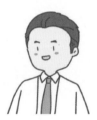

孕晚期的营养需求

- 在孕中期的基础上每天增加150千卡的能量。
- 在孕中期的基础上，每天多摄入蛋白质15克。
- 继续补充长链多不饱和脂肪酸，即n-6系列和n-3系列。
- 增加钙的补充，每天应摄入1 000毫克。
- 增加铁的摄入，每天应达到31毫克。
- 继续补充各类维生素。

	维生素A（μg/d）	维生素B$_1$（mg/d）	维生素B$_2$（mg/d）	维生素B$_6$（mg/d）	维生素B$_{12}$（μg/d）	维生素C（mg/d）
孕晚期	770	1.5	1.5	2.2	2.9	115

孕晚期的膳食安排

　　中国营养学会为孕晚期妈妈们制定了平衡膳食宝塔，每天按照宝塔中的食物推荐量安排日常饮食，就能满足孕晚期的各项营养需求。

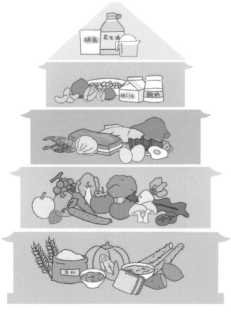

加碘食盐	<6克
油	25～30克
奶及奶制品	300～500克
大豆/坚果	20～10克
动物性食物	200～250克
瘦畜禽肉	75～100克
每周1～2次动物血或肝脏	
鱼虾类	75～100克
蛋类	50克
蔬菜类	300～500克
每周一次海藻类蔬菜	
水果类	200～400克
谷薯类	300～350克
全谷物和杂豆	75～150克
薯类	75～100克
水	1700～1900毫升

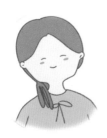

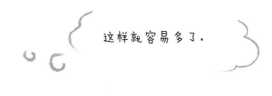

这样就容易多了。

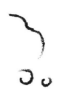

如果还是担心吃不好，营养摄入不均衡，可到医院的孕妇营养门诊，请专业的医生进行指导。

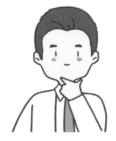

补充必需脂肪酸——鱼片粥

食材： 鲈鱼肉100克，大米100克，姜丝、葱花各适量。

调料： 碘盐、胡椒粉各适量。

做法：

1. 鱼肉去鳞及大刺，洗净，切成薄片，备用。

2. 大米淘洗干净，放入锅中，加水煮成粥。

3. 粥熟时放入鱼片和姜丝，烧沸，加入碘盐、胡椒粉搅匀，盛出后撒上葱花即成。

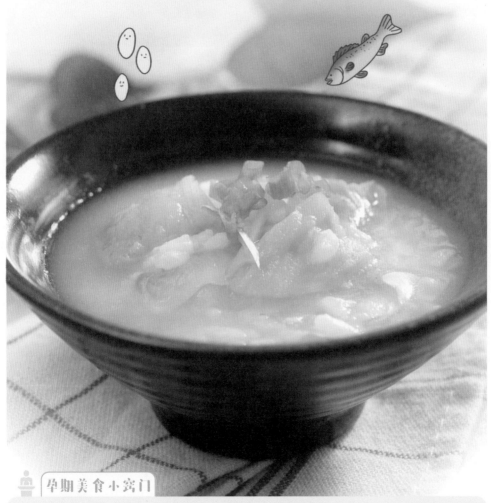

孕期美食小窍门

鲈鱼肉质洁白肥嫩，细刺少，无腥味，味道鲜美，富含丰富的不饱和脂肪酸、蛋白质，非常适合孕晚期孕妈妈食用，煮粥、清蒸、煲汤都可以。

补充优质蛋白质——栗子乌鸡汤

食材： 新鲜栗子10颗，乌鸡1只，姜适量。

调料： 碘盐少许。

做法：

1. 乌鸡处理干净，剁成块，焯水；栗子洗净，去壳；姜切片。

2. 准备好的材料一起倒入砂锅内，加入适量清水，大火烧开，改用小火炖煮2小时。

3. 调入适量碘盐拌匀入味即可。

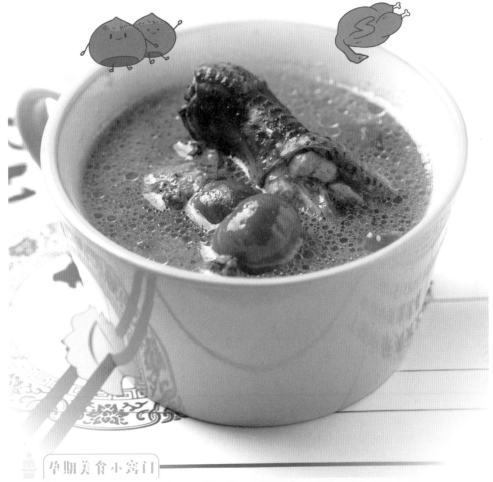

孕期美食小窍门

乌鸡肉中的血清总蛋白和球蛋白含量均明显高于普通鸡肉，其含有人体必需的8种氨基酸，营养价值极高。

补钙美食——香菇油菜

食材：油菜500克，香菇5个，葱末、姜末各适量。

调料：碘盐少许，淀粉、食用油各适量。

做法：

1. 香菇洗净、切块；油菜一叶一叶掰开，洗净，控水。
2. 油锅烧热，爆香葱末、姜末，放入香菇翻炒片刻，再倒入油菜，快速翻炒。
3. 加少许碘盐炒匀，最后勾芡即可出锅。

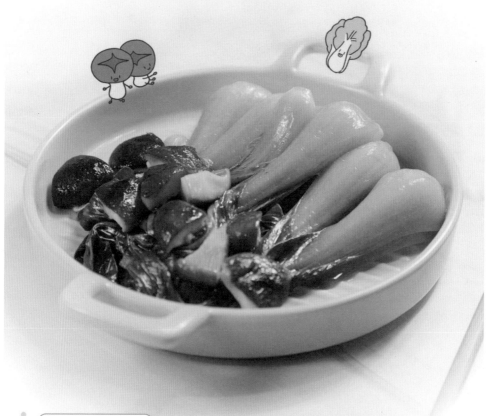

孕期美食小窍门

　　油菜等绿色蔬菜中富含钙质；香菇中则含有丰富的维生素D，可促进钙吸收，二者是补钙的最佳"搭档"，孕妈妈可经常食用哦。

补铁美食——**枸杞子鸡肝汤**

食材：鸡肝2个，枸杞子15克，姜3片。

调料：料酒少许，碘盐适量。

做法：

1.清洗鸡肝，切块；枸杞子洗净。

2.鸡肝块、枸杞子、姜片一起倒入砂锅内，加入适量清水、料酒。

3.大火煮开后改用小火慢炖2小时左右，调入碘盐拌匀即可。

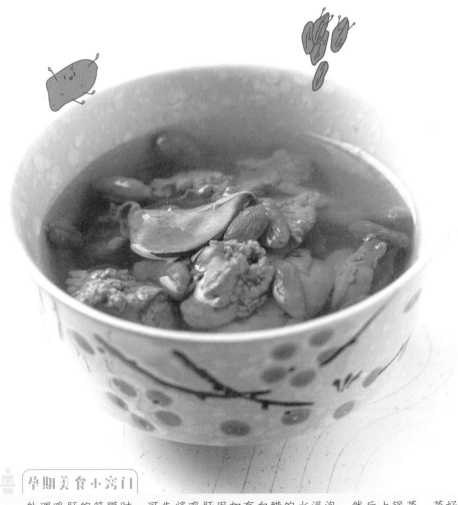

🍚 孕期美食小窍门

　　处理鸡肝的筋膜时，可先将鸡肝用加有白醋的水浸泡，然后上锅蒸，蒸好后就可以将外面的那层筋膜撕掉了。

补充维生素C——猕猴桃银耳羹

食材： 猕猴桃100克，水发银耳50克。

调料： 白糖少许。

做法：

1. 猕猴桃洗净，去皮，切片。

2. 水发银耳择洗干净，撕成小朵。

3. 锅置火上，放入银耳，加适量清水，煮至银耳熟烂，再加入猕猴桃片、白糖，煮沸即可。

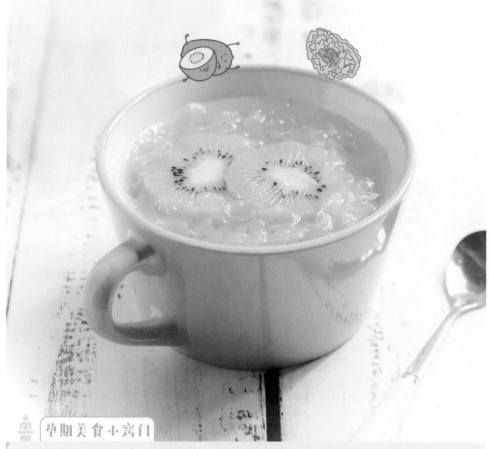

孕期美食小窍门

　　猕猴桃中维生素C含量很高，被誉为"维生素C之王"；银耳中富含天然特性胶质，长期服用可以润肤，将二者搭配食用，既能促进铁的吸收，还可以养颜。

害怕早产怎么办
——孕妈妈的补镁饮食

镁是人体必需的常量元素之一，参与机体许多生命活动，孕妈妈在补充其他营养素的同时，不要忘了补充镁哦！

镁的作用

镁
- 酶的激活剂，参与机体新陈代谢。
- 构成骨骼和牙齿的重要成分。
- 与钾、钙配合，调节神经肌肉的兴奋性。
- 构成RNA和DNA基因合成单元。
- 维持正常心肌功能。
- 维护胃肠道和激素的功能。
- 作为血清素等神经递质的前体。
- 解痉，镇静，安眠。

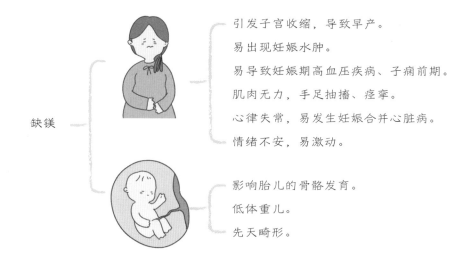

缺镁
- 引发子宫收缩，导致早产。
- 易出现妊娠水肿。
- 易导致妊娠期高血压疾病、子痫前期。
- 肌肉无力，手足抽搐、痉挛。
- 心律失常，易发生妊娠合并心脏病。
- 情绪不安，易激动。

- 影响胎儿的骨骼发育。
- 低体重儿。
- 先天畸形。

孕妈妈每天需要摄入多少镁

中国营养学会推荐，孕妈妈每天需要摄入镁400毫克，才能满足自身和胎儿的营养需求。

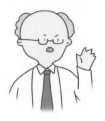

镁的摄入切忌过量，否则会导致镁中毒，出现恶心、呕吐、胃痛、腹泻等胃肠道反应；肌无力、肌麻痹等神经肌肉障碍。镁摄入过量还能抑制心跳和呼吸，引起嗜睡等症状。

如何补镁

孕期如果想补镁的话，建议采取食补的方式，多吃以下富含镁的食物。

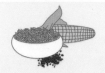

大麦、荞麦、黑米、玉米、糙米、黄豆等粗粮和杂粮。

花蛤、牡蛎等贝类。

香菇、紫菜等菌藻类食物。

菠菜、莜麦菜等绿叶蔬菜。

香蕉。

杏仁、榛子、松子等坚果。

只要孕妈妈均衡饮食，通常都能够保证镁的摄入量，如果在饮食上不能补足的话，可在医生的指导下服用补镁制剂。

 营养知识小课堂

镁和钙的关系非常密切，镁能防止过量摄取的钙在血管壁中沉积，钙则能防止身体因压力过大而消耗镁，所以，镁和钙最好能均衡摄取，最佳摄取比例为1:2。

补镁防早产——**荞麦米糊**

食材：荞麦、大米各50克，核桃仁、花生各10克。

做法：

1. 大米洗净，用清水浸泡2小时。

2. 荞麦洗净，用清水浸泡6～8小时。

3. 核桃仁、花生洗净备用。

4. 食材全部倒入豆浆机中，加水，按下"米糊"键，打熟即可。

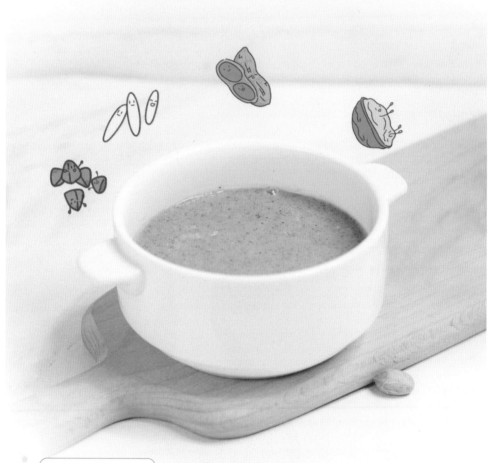

🏠 孕期美食小窍门

　　荞麦、核桃仁、花生等干果除了含有丰富的镁元素外，还含有丰富的膳食纤维、B族维生素、维生素E及磷、硒等矿物质，非常适宜孕妈妈食用哦。

胃总是胀胀的
——吃什么能"消气"

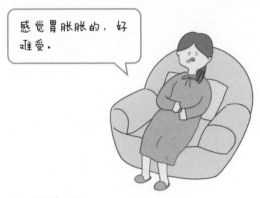

感觉胃胀胀的，好难受。

孕晚期为什么总胃胀

孕晚期出现胃胀是一种正常现象。一个原因是孕妈妈的子宫不断增大，挤压肠胃，影响了食物及气体的正常排出；另一个原因是孕妈妈在孕期活动量较少，进食量增多，尤其是高蛋白、高脂肪的食物摄入相对多一些，导致胃肠蠕动减弱，也会加重胃胀。

孕妈妈因为胃胀气，吸收能力变差，甚至开始挑食，胎儿就会吸收不到足够的营养，影响胎儿的发育。

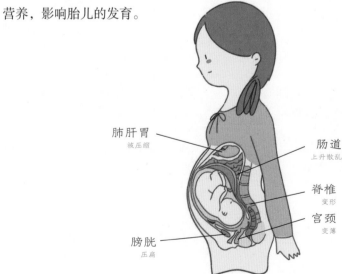

肺肝胃
被压缩

肠道
上升散乱

脊椎
变形

宫颈
变薄

膀胱
压扁

如何缓解胃胀

孕妈妈无须特别担心，只要调节饮食、适当增加活动量，胃胀不适的症状就可以得到一定的缓解。

● 少食多餐，帮助胃部消化，可有效减轻胀气。

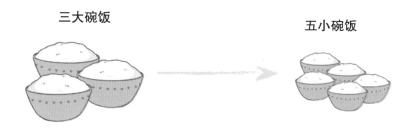

三大碗饭　　　　　　　　　　　　五小碗饭

● 少吃高脂肪、高糖食物；少吃或不吃易产生"气"的食物，如牛奶、土豆、黄豆等。

● 多吃菠菜、白萝卜、莲藕、柚子、菠萝等富含膳食纤维且能帮助消化的蔬果。

● 摄入足够水分。孕中晚期饮水量为1 700~1 900毫升。

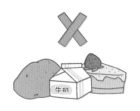

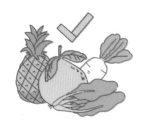

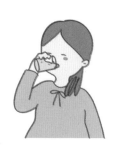

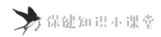

保健知识小课堂

缓解胃胀气的其他办法

● 养成每天定时排便的习惯，防止便秘。

● 每天适当运动，如孕妇体操、散步等，可帮助消化。

● 顺时针按摩胃腹部，力度轻柔，每次10~20圈，每天2~3次，可缓解胃胀。切记不能按摩子宫所在部位，以免引起宫缩。

消除胃胀气——清炖白萝卜

食材：白萝卜1根，青葱花适量。

调料：碘盐、香油各适量。

做法：

1.白萝卜去皮，洗净，切成滚刀块。

2.锅中加入适量清水，煮沸，放入白萝卜块，炖至半透明。

3.加碘盐调味，淋上香油，最后撒点青葱花即可。

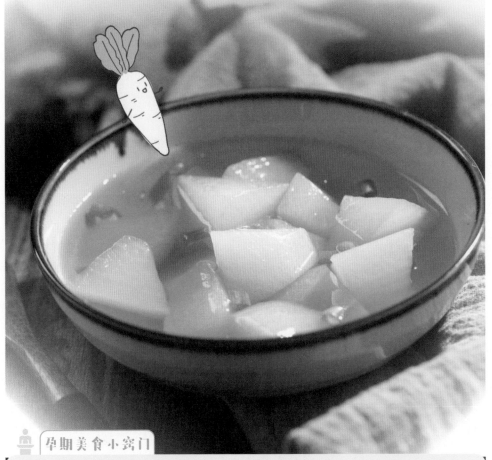

孕期美食小窍门

● 白萝卜中含有丰富的淀粉酶，能分解脂肪和淀粉，有助消化和消除胃肠胀气。

● 削掉的萝卜皮也不要扔掉哦，白萝卜皮中含有槲皮素、山柰酚等黄酮类物质，有助于稳定血糖、血压、血脂等；其含有的木质素则可以激活免疫细胞的活力，提高免疫力。孕妈妈可以用萝卜皮做个凉拌菜，开胃又有营养。

饭后胃烧得慌
——孕期食管反流怎么缓解

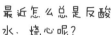

最近怎么总是反酸水、烧心呢？

要不去医院看看吧！

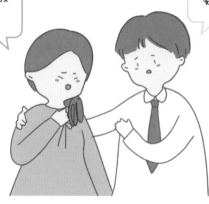

　　孕晚期，孕妈妈出现反酸、烧心的现象很普遍，不仅会感觉胃部或胸骨下温热或烧灼不适，还会严重影响食欲。有些孕妈妈弯腰、坐着或躺卧时，反流的症状会更加明显。

食管反流的原因

孕期伴有胃炎或胃溃疡。

孕激素分泌增多，使食管下段括约肌松弛。

孕晚期增长的子宫压迫胃，给胃部造成极大的压力。

使胃酸及胃内容物反流进入食管、口咽部或呼吸道，刺激胃部或胸骨后出现烧灼感、痛感。

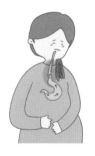

发生反流时如何缓解症状

● 在饭前饥饿时发生反流：

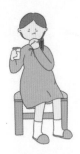

赶紧吃一些馒头，喝些牛奶。

● 在饱餐后发生反流：

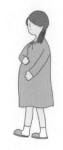

站起来走动走动，按摩胃部，促进胃排空。

● 在平卧或睡眠时发生反流：

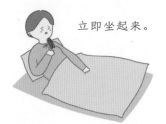

立即坐起来。

或者在肩膀下垫一个大枕头，把头肩部整体抬高。

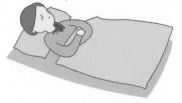

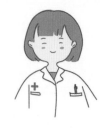

如果反酸、烧心、胸痛等症状持续数天，且无法改善和消除症状，甚至出现吃饭困难时，需要尽快就医。

平时饮食要注意什么

● 平时饮食以清淡、易消化为主。

● 少食多餐，不要吃得太饱。

● 餐后不要立刻卧床，晚上睡前2小时内不宜进食。

● 饮食的温度要适宜，不要吃过冷或过烫的食物。

● 忌食易导致反流的食物。

煎炸油腻食物

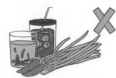

辛辣刺激性食物

促进胃酸分泌的食物

高糖食物

养胃防反流——小米粥

食材：小米100克。

做法：

1. 小米淘洗干净，放入锅中。
2. 锅中加入适量清水，大火煮沸后，转小火煮至米烂粥黏稠即可。

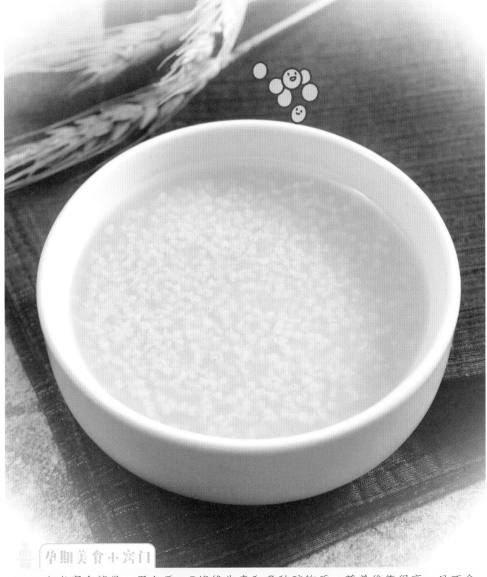

孕期美食小窍门

小米富含糖类、蛋白质、B族维生素和多种矿物质，营养价值很高，且不会对胃造成太大的负担，胃部不适的孕妈妈可以食用。

阿嚏，阿嚏——孕期 感冒慎用药，饮食调理也能好

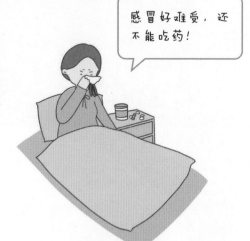

感冒好难受，还不能吃药！

孕妈妈在怀孕期间免疫力减弱，稍不注意就可能患上感冒。感冒了不仅食欲会变差，还不能随意吃药，怎么办呢？别着急，其实通过饮食调理也能促进感冒尽快康复。

感冒食疗小技巧

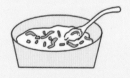

清淡、稀软的汤粥：易于消化，同时还可以起到发汗、补水的作用。

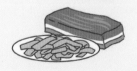

富含蛋白质的食物：肉食最好用清蒸的方法，这样蛋白质更容易吸收，有助于抗体的合成，提高人体对感冒病毒的抵抗力。

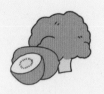

富含维生素C的蔬果：具有抗菌作用，能增强免疫功能。

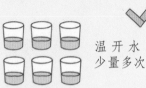

温开水，少量多次

多喝温开水：每日饮用1 700~1 900毫升温水，以补充发热损失的水分。

部分饮食要远离

甜食：会增加痰的黏度，加重咳嗽，抑制食欲。

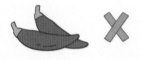

辛辣食物：刺激肠胃，加重胃肠功能紊乱。

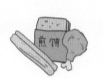

油腻食物：加重脾胃负担，不利于消化吸收。

刺激性饮品：会刺激消化道黏膜，导致肠胃不适，有时可能会导致胃食管反流。

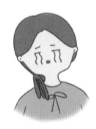

呜呜…
这些都是我爱吃的！

注意饮食，注意保暖，多休息，一般的感冒很快就可以康复。但如果有高热、寒战、咽喉肿痛、剧烈咳嗽、咳痰、身体乏力或酸痛等症状，务必及时就医。

 保健知识小课堂

发热时的物理降温法

● 温水擦拭：用温水浸湿毛巾，擦洗全身，重点擦拭颈下、腋窝等部位。擦洗时注意保暖。

● 冷敷额头：用毛巾包裹冰袋，确认温度不会过冰后，敷在额头上。

缓解着凉引起的感冒症状——葱姜红糖水

食材：姜、红糖、葱各10克。

做法：

1. 姜和葱分别洗净，切丝。

2. 姜丝、葱丝、红糖一起放入锅中，加适量水煎煮10分钟即可。

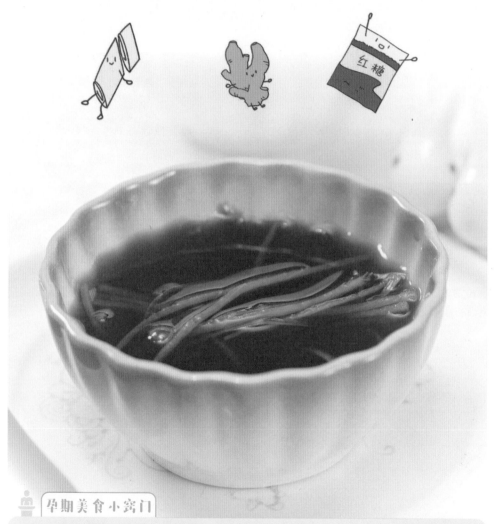

孕期美食小窍门

● 如果孕妈妈怕冷、打喷嚏、流清鼻涕，多数情况下是着凉了。建议每天喝2次葱姜红糖水，可以有效缓解感冒症状。

● 如果孕妈妈血糖高的话，可以把红糖换成香菜根，也很有效哦。

缓解上火引起的感冒症状——**菊花雪梨汤**

食材: 雪梨2个, 菊花10克。

调料: 冰糖10克。

做法:

1. 雪梨削去外皮, 去掉梨核, 切成块。

2. 菊花用水冲洗一下, 沥水。

3. 雪梨块、菊花和冰糖放入炖盅内, 加入水, 放在火上, 大火烧开后改用小火炖40分钟左右, 至雪梨软烂即可。

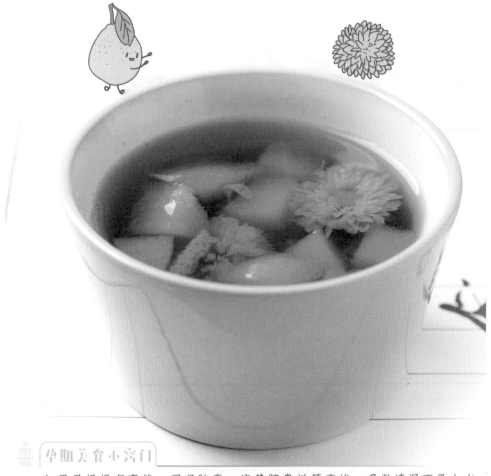

孕期美食小窍门

如果孕妈妈有高热、咽喉肿痛、流黄脓鼻涕等症状, 多数情况下是上火了。按照上述方法炖菊花雪梨汤, 吃梨喝汤, 对改善上述症状有帮助哦。

鞋子都穿不上了
——孕晚期水肿的饮食对策

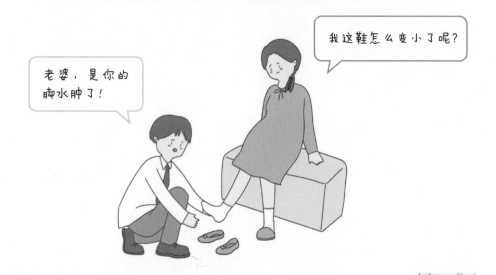

老婆，是你的脚水肿了！

我这鞋怎么变小了呢？

孕晚期为什么会出现水肿

● 孕期为了维持宝宝生长，孕妈妈的血容量就会增加，组织间液也会增加。

● 体积逐渐增大的子宫压迫下腔静脉，致使血液回流不畅。

● 孕妈妈体内激素的变化，导致钠和水分滞留。

正是以上三个原因导致了孕妈妈出现下肢水肿，此外，大量饮用咖啡、喝水少、站立过久、处于过热的环境、低钾高钠饮食等因素，也会加重水肿症状。

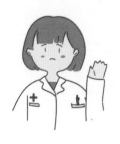

孕期水肿多发生在脚踝处或膝盖以下，睡前更明显，这样的水肿大多是生理性的，不必担心。但如果突然出现情况严重的水肿，甚至腹壁水肿，同时伴有胸痛、呼吸困难、头痛等症状，则可能是疾病所致，请孕妈妈立即就诊。

孕期水肿饮食对策

盐摄入过多会加重水肿，所以，发生了水肿的孕妈妈一定要控制盐的摄入，饮食要清淡，每天摄入盐不能超过5克。

正常喝水，每天保证至少摄入2 000毫升的水。孕期水肿并不是喝水过多导致的，多喝水反而会有助于排出体内多余的水、钠和其他代谢废物，缓解水肿症状。孕妈妈不要因为担心水肿而不敢喝水。不过，像一些甜饮料、果汁等就能免则免。

多吃新鲜蔬果，特别是有利尿作用的蔬果，如冬瓜、黄瓜、丝瓜、苦瓜、西瓜等。

摄入充足的蛋白质及含铁丰富的食物，如蛋类、禽畜瘦肉、鱼虾、奶制品、豆制品等，保持营养均衡。

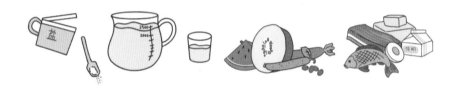

孕期水肿缓解方案

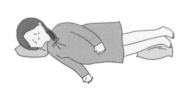
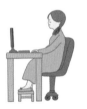
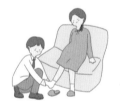

● 侧躺睡眠，垫高双脚，可缓解下肢水肿。

● 不要久站、久坐，坐着时可在脚下放一张矮凳。

● 沿着足部至小腿的方向缓慢捏按，有助于血液返回心脏。

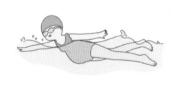
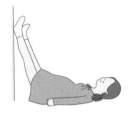

● 穿舒适的鞋子、弹力大的袜子或裤袜。

● 适度锻炼，如游泳、散步等。

● 平躺休息时，可将双腿抬高15～20分钟。

157

利水消肿——罗汉素什锦

食材: 冬瓜200克,草菇、鲜豌豆粒各50克,胡萝卜30克,姜片5克,香椿苗适量。

调料: 碘盐8克,橄榄油15克,花椒油5克。

做法:

1.冬瓜、胡萝卜分别去皮切丁,草菇去根切成两半。锅内放入开水,依次放入胡萝卜丁、鲜豌豆粒、冬瓜丁、草菇,开锅后捞出,沥干水分,待用。

2.锅内放入橄榄油,炒香姜片后,倒入所有食材,翻炒出香味,加入碘盐、花椒油,装盘,用香椿苗点缀即可。

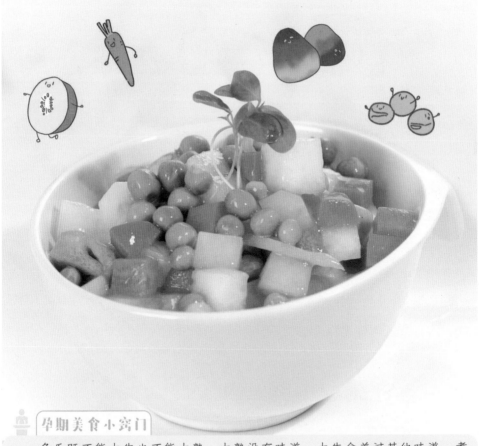

孕期美食小窍门

冬瓜既不能太生也不能太熟。太熟没有味道,太生会盖过其他味道。煮冬瓜的诀窍就是冬瓜稍硬时就关火,后续的翻炒会让冬瓜回熟,这样的冬瓜熟度刚刚好。

头晕乏力，小心贫血
——孕期贫血怎么补

到了孕晚期，有些孕妈妈会出现头晕、心慌、气短、全身乏力等症状，这些都是典型的贫血表现，需要及时到医院检查血常规，针对检查结果，积极改善饮食和作息习惯，避免对母胎的健康产生影响。

造成孕期贫血的原因

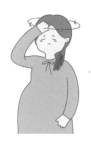

孕妈妈血容量增加，对铁需要量增多，却不能得到满足。

饮食不健康导致铁、叶酸、维生素B_{12}等造血原料摄入不足。

孕早期呕吐、长期消化不良或服用药物干扰营养素的吸收。

孕前有寄生虫病、月经过多、消化道溃疡，导致血液丢失过多。

遗传所致，如珠蛋白生成障碍性贫血（地中海贫血）。

脊髓造血功能障碍，如再生障碍性贫血。

孕期贫血的诊断标准

如果孕妈妈检查结果显示，外周血血红蛋白（HGB）＜110克/升及血细胞比容（HCT）＜0.33，即可诊断为贫血。通常根据贫血的严重程度分为以下四等。

孕期贫血严重程度	血红蛋白值
轻度贫血	＜110克/升且≥100克/升
中度贫血	≤99克/升且≥70克/升
重度贫血	≤69克/升且≥40克/升
极重度贫血	＜40克/升

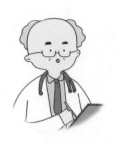

孕期贫血大多为营养性贫血，如缺铁性贫血（铁摄入不足所致）、巨幼细胞性贫血（叶酸或维生素B₁₂缺乏或吸收障碍所致）。轻度贫血对孕妈妈及分娩的影响较小，重度贫血可引起早产、低体重儿等问题，所以，孕妈妈一定要定期产检，发现有贫血的苗头，及时干预。

如何治疗孕期缺铁性贫血

缺铁性贫血是孕期最常见的贫血类型，是由孕妈妈体内铁的吸收和排泄失衡，造成体内铁含量减少所致。

孕妈妈缺铁性贫血的表现

头晕眼花、心慌气短、易疲劳、虚弱。

面色苍白，唇色和舌色偏白、偏淡。

易得口角炎、舌炎等。

皮肤干燥皱缩，毛发干枯易脱落。

指甲薄平，不光滑，易碎裂。

抗感染能力下降，易生病。

工作效率降低，学习能力下降。

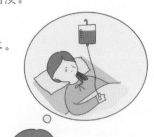

如果只是轻度贫血，多吃些富含铁的食物就能改善。如果贫血比较严重，就需要服用铁剂或输血治疗了。

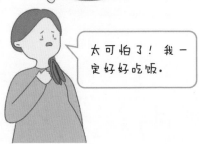

太可怕了！我一定好好吃饭。

 保健知识小课堂

日常调理贫血，除了饮食，还有以下几点很重要：

● 多休息，保证良好的睡眠。

● 适量地做有氧运动。

● 调节情绪，保持心情愉快。

改善缺铁性贫血——韭菜炒羊肝

食材： 韭菜 100 克，羊肝 120 克，生姜、大蒜各适量。

调料： 碘盐、生抽、料酒、花椒粉、白糖、干淀粉、老抽、食用油各少许。

做法：

1. 韭菜择洗干净，切段。

2. 羊肝泡清水，至少浸泡 2 小时，中途记得换水。

3. 羊肝洗净，切片，倒入生抽、老抽、碘盐、料酒抓匀，再倒入干淀粉抓匀，腌制10分钟。

4. 生姜、大蒜洗净，分别切成片。

5. 热油锅，放入羊肝片翻炒，再放入生姜片、蒜片，快速翻炒。

6. 调入白糖、花椒粉，炒匀，再加入韭菜翻炒片刻，调入碘盐炒匀，待韭菜软塌即可。

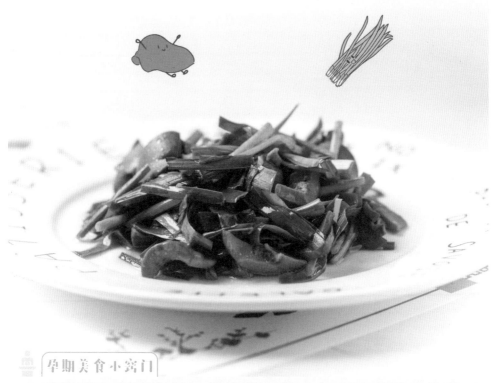

孕期美食小窍门

羊肝的烹调时间不能太短，需用大火翻炒5分钟以上，羊肝完全变成灰褐色，看不到血丝最好。

巨幼细胞性贫血知多少

巨幼细胞性贫血的主要原因是体内缺乏叶酸或维生素B_{12}。

叶酸、维生素B_{12}是DNA合成的重要成分

↓

叶酸、维生素B_{12}缺乏

↓

DNA合成障碍，引起细胞的巨幼变

↓

细胞发育不成熟，大部分在骨髓中被破坏或凋亡，外周血中成熟的血细胞减少

单纯叶酸缺乏性巨幼细胞性贫血	单纯维生素B_{12}缺乏性巨幼细胞性贫血	叶酸和维生素B_{12}同时缺乏性巨幼细胞性贫血

· 贫血的一般表现有头晕、乏力、易疲倦、心慌气短等；
· 消化系统症状，如食欲不振、腹胀、腹泻、恶心、呕吐、舌乳头萎缩等；
· 神经系统症状，如对称性四肢麻木、步态不稳、视力下降、黑矇等。

补充叶酸，具体方法见18~22页	多吃富含维生素B_{12}的食物；肌肉注射维生素B_{12}制剂	多吃富含叶酸和维生素B_{12}的食物；服用叶酸，肌肉注射维生素B_{12}制剂

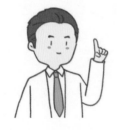

维生素B_{12}缺乏的孕妈妈基本都是严格的素食者，因为维生素B_{12}主要存在于各种肉类中，植物中基本不含维生素B_{12}，所以，巨幼细胞性贫血的孕妈妈要注意均衡饮食，避免偏食，食物的烹调时间也不宜过长。

改善巨幼细胞性贫血——照烧猪排盖饭

食材： 猪肉200克，圆白菜、胡萝卜各适量，米饭1碗，蒜50克，芝麻少许。

调料： 照烧酱80克（多数超市有售），植物油适量。

做法：

1. 蒜一半制成泥状，一半切片；圆白菜、胡萝卜洗净切片。

2. 切断猪肉中间筋膜，加入照烧酱和蒜泥，腌制25分钟，做成圆饼状的猪排。

3. 锅烧热，倒入少许油，放入腌好的猪排煎一下，再放入蒜片，炒香后加入少许开水，小火烧 15分钟至收汁，然后将猪排盛出放在米饭上。将圆白菜片、胡萝卜片放入有酱汁的锅中翻炒至熟，与酱汁一起倒入米饭中，再撒上芝麻即可。

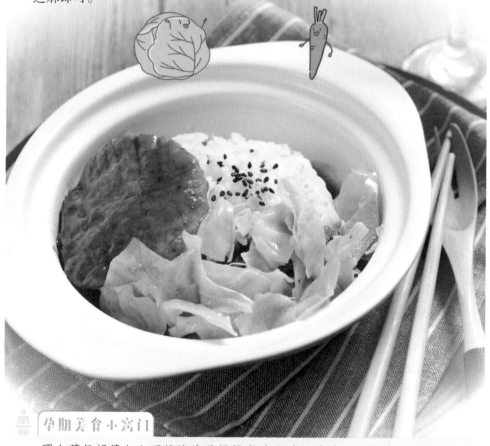

孕期美食小窍门

圆白菜与胡萝卜也可替换为孕妈妈喜欢的其他蔬菜，如菠菜、花椰菜等，处理成适宜大小焯水后与照烧猪排一起食用，荤素搭配，可同时补充叶酸和维生素B_{12}，营养全面。

哎哟，腿都坐麻了
——孕期便秘，饮食有解

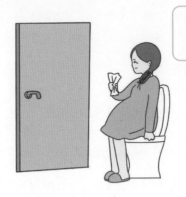

> 啊~嗯~腿都坐麻了，孕期便秘太难受了。

便秘是孕期最容易出现的问题，有时会持续整个孕期，给孕妈妈带来了很多烦恼，长期便秘对胎儿的发育也不利，所以孕妈妈要及时调理治疗。

孕期便秘的原因

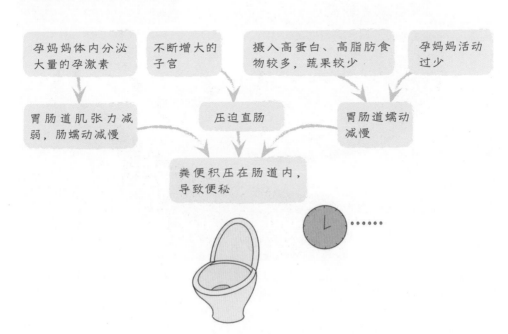

孕妈妈体内分泌大量的孕激素 → 胃肠道肌张力减弱，肠蠕动减慢

不断增大的子宫 → 压迫直肠

摄入高蛋白、高脂肪食物较多，蔬果较少 → 胃肠道蠕动减慢

孕妈妈活动过少

粪便积压在肠道内，导致便秘

孕期便秘的连带问题

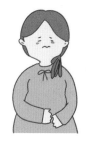

· 胃肠功能紊乱，导致腹胀、腹痛、食欲下降、口有恶臭。

· 排便困难，导致形成痔疮，甚至肠梗阻。

· 内分泌失调，出现皮肤色素沉着、皮肤瘙痒、面色无华、毛发枯干等。

· 便秘时屏气用力，可能会发生胎膜早破，导致早产的情况。

· 分娩时，产程延长、难产。

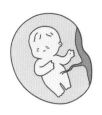

· 营养摄入不足，影响生长发育。

· 肠道内堆积的毒素通过胎盘进入胎儿体内，影响胎儿的健康，严重时还会引起胎儿中毒。

调整饮食可以改善便秘

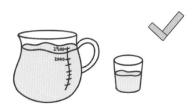

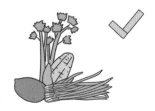

多喝水，每天摄入2 000～2 500毫升的水，可帮助软化粪便，利于排泄。

食物不能过精、过细，多吃粗粮及膳食纤维含量多的蔬菜和水果，如芹菜、韭菜、菠菜、红薯、苹果等，增加食物残渣，刺激胃肠蠕动，促进排便。

如果孕妈妈有胃肠疾病，不能食用粗纤维食物，可遵医嘱服用纤维素补充剂，对缓解便秘也有帮助。

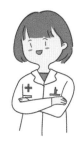

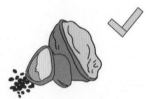 ✔

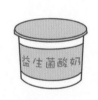 ✔

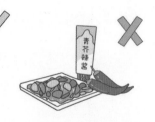 ✘

适当吃一些有润肠作用的食物，如核桃仁、松子仁、芝麻等，有利于通便。

适当食用益生菌酸奶等奶制品，可维持胃肠系统菌群的平衡，促进肠道蠕动，助力排便。

避免食用辛辣刺激性食物，如辣椒、芥末、咖喱等，此类食物容易消耗体内水分，诱发或加重便秘。

 营养知识小课堂

有助于缓解便秘的生活习惯

● 孕妈妈要养成定时如厕的好习惯。最好在每天晨起或早餐后如厕，平时有便意时及时如厕，避免憋便，而且排便时要专心，不要玩手机。

● 尽量多运动，比如散步、游泳、孕期瑜伽等，都有助于促进肠道蠕动，增强腹部核心肌肉的力量，缓解便秘。

● 规律作息，保证睡眠质量，保持心情愉快，精神放松，对孕期便秘也有缓解的作用。

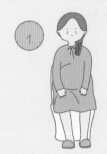

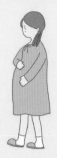

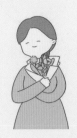

如果通过调整饮食和生活习惯，孕妈妈的便秘还是没有减轻，最好就医检查，遵医嘱服用适合个人体质的药物，但绝对不能擅自服用泻药。

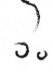

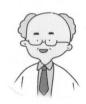

缓解孕期便秘——凉拌魔芋丝

食材： 魔芋丝100克，油菜50克。

调料： 碘盐、醋、酱油、香油各适量。

做法：

1.魔芋丝焯水。

2.油菜洗净，焯水。

3.焯好的魔芋丝和油菜一起放入盘中，根据孕妈妈口味加适量碘盐、醋、酱油、香油，拌匀即可。

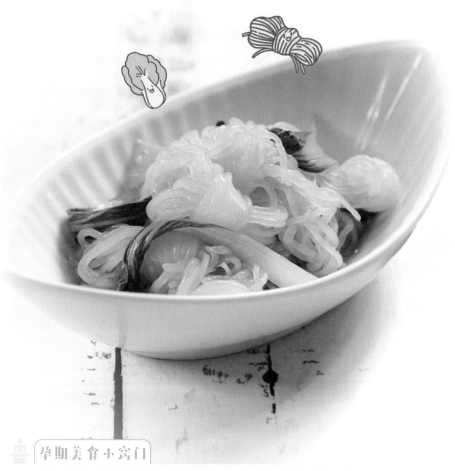

孕期美食小窍门

　　魔芋丝是一种低脂肪、低热量的食品，除了富含膳食纤维，还含有大量的甘露糖苷，有降血糖的功效。孕期便秘、肥胖、血糖高的孕妈妈都可以吃。

一不小心成了"糖妈妈"——妊娠期糖尿病，要稳定血糖

妊娠期糖尿病是指，孕妈妈在妊娠期才出现和发现的糖耐量异常情况。血糖的持续升高会对母胎健康造成严重伤害，孕妈妈必须认真应对，让血糖值稳定。

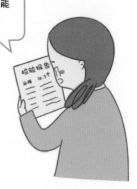

以后真的不能乱吃东西了！

妊娠期糖尿病的危害

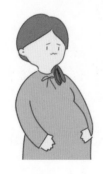

羊水过多。

增加患妊娠期高血压疾病的风险。

易发生感染，加重代谢紊乱。

诱发酮症酸中毒等急性并发症。

增加流产、早产、难产、产道损伤、剖宫产概率。

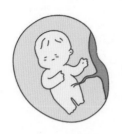

增加成为巨大儿的风险。

限制胎儿生长。

增加胎儿畸形的风险。

导致新生儿低血糖。

诱发新生儿呼吸窘迫综合征。

增加新生儿死亡的风险。

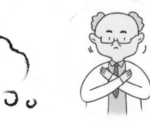

"糖妈妈"一定要坚持每天进行血糖监测。在每天晨起空腹、三餐后2小时（从吃第一口饭开始计时）扎手指指腹测量血糖，以便及时了解自身血糖情况，将血糖控制在健康水平。

调整饮食能稳定血糖

血糖与饮食的关系最为密切，所以，"糖妈妈"一定要管住自己的嘴，少食多餐，定时定量，细嚼慢咽，尽量选择食用血糖生成指数（GI）在55以下的食物。

主食类：饮食中糖类摄入量仍然占总能量的50%～60%，尽量选择膳食纤维含量高的、未精制加工的主食和粗粮。

水果类：大多数水果的含糖量都较高，建议在血糖降下来之前先不要吃，等血糖稳定后，选择血糖生成指数低的水果，每天吃200克左右即可。如果摄入过多，就要减少主食量。

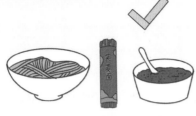

蔬菜类：除土豆、胡萝卜、南瓜以外，大部分蔬菜不需要忌口，且最好一日三餐能保证蔬菜的摄入量。尽量选择深绿色的蔬菜，摄入种类也要多样。

鱼、虾、肉、奶类：饮食中蛋白质的摄入量应占总能量的15%～20%，以瘦肉、不带皮的禽肉、鱼、虾、贝类为主，牛奶可以选择不加糖的牛奶。但要注意摄入量，不宜多食。

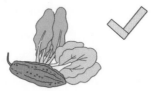

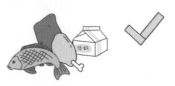

忌吃高糖食物：如糖果、蜜饯、饮料、巧克力、糕点等，否则易导致高血糖。

忌吃高脂肪、高胆固醇的食物：如肥肉、动物内脏、鱼子、黄油等。

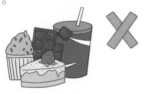

孕期食物血糖生成指数（GI）一查便知

食物名称	血糖生成指数	食物名称	血糖生成指数	食物名称	血糖生成指数
大米饭	83.2	大麦（整粒煮）	25.0	糯米饭	87.0
大米粥	69.4	小麦（整粒煮）	41.0	烙饼	79.6
白馒头	76.0	绿豆挂面	33.4	苏打饼干	72.0
普通面条	61.0	荞麦面包	53.0	土豆粉条	13.6
煮玉米	55.0	黑米粥	42.3	藕粉	32.6
玉米面粥	50.9	燕麦面包	55.0	煮红薯	76.7
苹果	36.0	柚子	25.0	香蕉	30.0
桃	28.0	菠萝	66.0	草莓	40.0
樱桃	22.0	芒果	55.0	木瓜	119.0
葡萄	43.0	杏	48.0	芭蕉	53.0
猕猴桃	52.0	西瓜	72.0	梨	36.0
柑橘	43.0	李子	24.0	橙子	40.0
胡萝卜	71.0	扁豆	38.0	莲藕	45.0
南瓜	75.0	蒸芋头	47.7	鲜豌豆	46.2
山药	51.0	百合	39.0	甜菜	64.0
洋葱	5.0	土豆	62.0	四季豆	27.0
煮黄豆	18.0	红豆	18.0	莲子	29.0
豆腐	22.3~31.9	冻豆腐	22.3	栗子	47.0
豆腐干	23.7	鹰嘴豆	33.0	腰果	14.2
绿豆	27.2	五香蚕豆	16.9	花生	14.0
全脂牛奶	27.0	牛奶	27.6	加糖酸奶	48.0
脱脂牛奶	32.0	原味酸奶	15.0	酸乳酪	14.0~36.0
豆奶	170.0	降糖奶粉	26.0	蜂蜜	73.0
绵白糖	83.8	巧克力	49.0	蔗糖	65.0

孕期有效降糖——凉拌苦瓜山药

食材： 苦瓜500克，山药20克，姜片、葱段各适量。

调料： 酱油、碘盐、香油各适量。

做法：

1.山药去皮，切薄片；苦瓜洗净后去瓤，切片。

2.山药片、苦瓜片、姜片、葱段放入锅中，加水用中火煮熟。

3.捞出苦瓜片、山药片，晾凉后加入碘盐、酱油、香油拌匀即可。

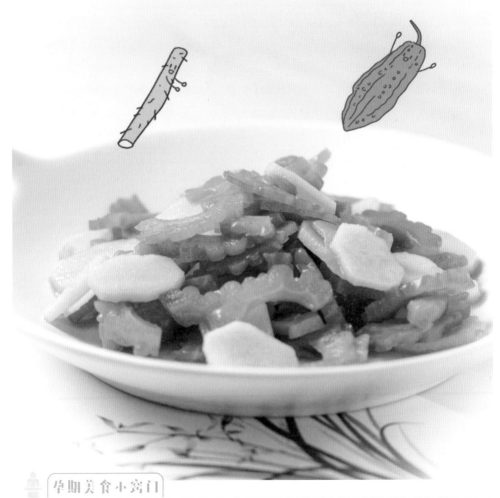

孕期美食小窍门

苦瓜焯水的时间不要太长,焯水之后可以用凉水过一下，口感会更爽脆。

血压悄悄在升高
——控盐享美味

　　妊娠期高血压疾病是女性在妊娠期特有的疾病。孕妈妈在妊娠前无高血压病史，妊娠20周以后首次出现，产后12周前恢复正常。

妊娠期高血压疾病的主要表现

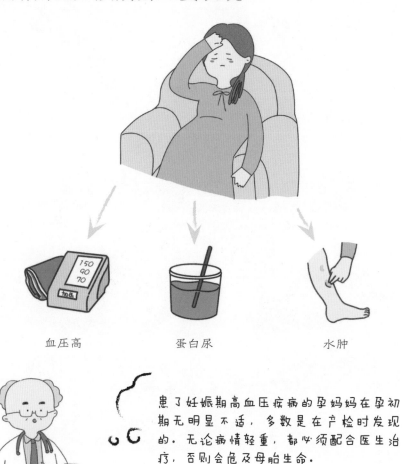

血压高　　　　　　　蛋白尿　　　　　　　水肿

患了妊娠期高血压疾病的孕妈妈在孕初期无明显不适，多数是在产检时发现的。无论病情轻重，都必须配合医生治疗，否则会危及母胎生命。

为什么会出现妊娠期高血压疾病

导致妊娠期高血
压疾病的原因

- 遗传。
- 孕期肥胖。
- 子宫胎盘缺血，引起血管痉挛。
- 母体对胎儿和胎盘产生免疫反应。

妊娠期高血压疾病的危害

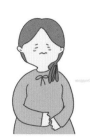

- 头晕头痛。
- 上腹痛。
- 视力模糊，甚至失明。
- 全身性痉挛。
- 昏迷。
- 肺水肿。
- 急性肾衰竭。
- 急性左心衰。
- 脑血管意外。
- 胎盘早剥。

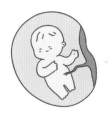

- 宫内发育迟缓。
- 出生低体重。
- 胎死宫内。
- 早产。
- 死产。

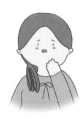

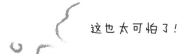

这也太可怕了！

所以啊，孕妈妈一定要定期产检，早发现，早治疗，不然严重了就必须住院了，更严重者还可能随时终止妊娠。

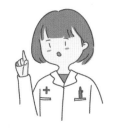

控制饮食可帮助稳定血压

● 血压高的孕妈妈需要限制钠盐的摄入，同时还要少吃各种含盐高的食品，如调味品、腌制食品、罐头制品等。

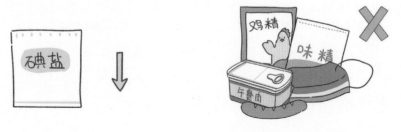

每日摄入碘盐不超过5克　　　　　避免摄入含有大量隐形盐的食品

● 超重或肥胖的孕妈妈要调整进食量并适当进行运动，争取把体重降至标准范围内。

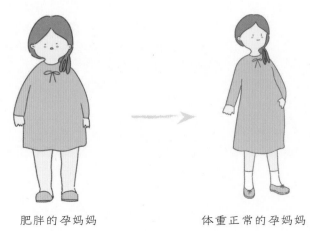

肥胖的孕妈妈　　　　　　　体重正常的孕妈妈

✦ 保健知识小课堂

妊娠期高血压疾病孕妈妈的小贴士

● 遵医嘱规律服用降压药；每日早晚测量血压，并做好记录；每1~2周做一次产检；定期进行尿蛋白检测。注意观察水肿情况，有无头痛等不适症状，如有异常应尽早就诊。

● 要保证充分的休息，每天卧床10小时以上，采取侧卧位，使舒张压降低，改善胎盘的血液供给情况。

● 放松精神，保持心情舒畅。生活规律，适当运动。

孕期有效降压——芦笋拌海带

食材： 嫩芦笋200克，海带150克，蒜泥、葱花各适量。

调料： 碘盐、酱油、白醋各适量。

做法：

1. 芦笋洗净切段；海带用清水浸透、洗净切条。

2. 锅内加水烧开，放入芦笋段、海带条稍煮片刻，捞起晾凉。

3. 处理好的芦笋段、海带条放入碗中，加入碘盐、酱油、白醋、葱花、蒜泥拌匀即成。

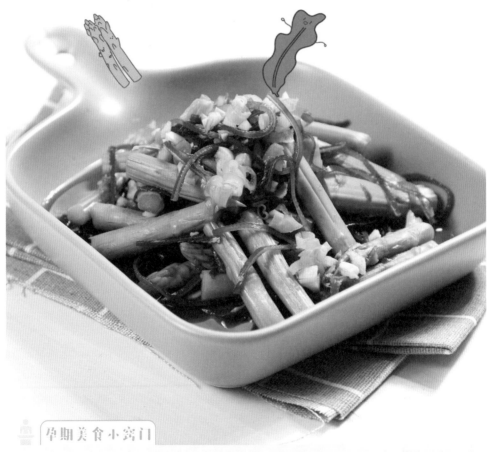

孕期美食小窍门

　　芦笋中的天门冬酰胺可扩张末梢血管，有辅助降压的作用；海带中钙、碘的含量非常高，且海带上常附着一层白霜似的物质——甘露醇，它具有降低血压、利尿和消肿的作用，非常适合孕晚期血压高的孕妈妈食用。

数羊也睡不着
——助眠食物要吃对

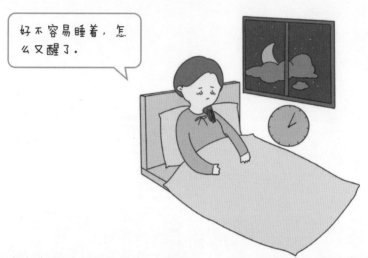

好不容易睡着，怎么又醒了。

很多孕妈妈都饱受失眠的困扰，睡眠不足，不仅会增加妊娠期合并症的概率，还可能导致产程延长、难产，对胎儿的生长发育十分不利，所以，保证良好的睡眠非常重要，解决失眠问题刻不容缓。

这些表现都算失眠

- 辗转难眠，闭上眼睛30分钟还是无法入睡。
- 睡眠浅，夜间容易醒，醒后再次入睡困难。
- 早上醒得很早，醒后无法再次入睡。
- 白天精神差、头昏、疲乏、无力、嗜睡、注意力不集中、心情差、没食欲等。

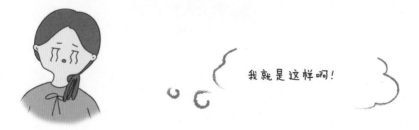

我就是这样啊！

孕妈妈孕期失眠的原因

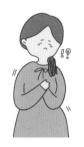

● 体内激素的改变使孕妈妈变得更加敏感。

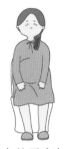

● 增大的子宫加重了对膀胱的压迫，夜尿次数增多。

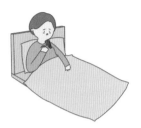

● 反酸烧心的症状在夜间加重。

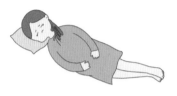

● 子宫不断增大，腹部隆起，睡姿不适。

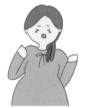

● 孕期烦躁、焦虑、抑郁、紧张等情绪变化。

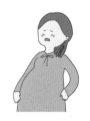

● 骨盆打开，对腰、背、臀等部位有牵拉痛。

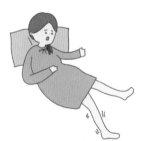

● 夜间腿抽筋。

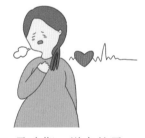

● 孕晚期，增大的子宫向上顶住肺部，增加呼吸的难度。

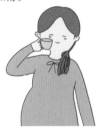

● 睡前喝咖啡、茶等使中枢神经兴奋的饮品。

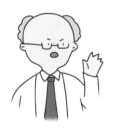

当孕妈妈经常失眠时，首先要对引发失眠的因素进行分析排查，然后有针对性地去干预。如果实在不行，可在医生指导下服用助眠药物，切忌擅自用药。对因焦虑、抑郁引起的失眠，最好及时寻求心理医生的帮助。

调整饮食有助睡眠

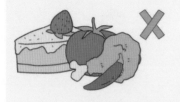

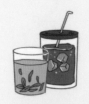

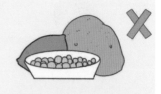

晚饭避免食用油腻、辛辣、过酸、过甜的食物。

不要在傍晚以后喝咖啡或茶等饮品。

少吃易导致胀气的食物，如土豆、黄豆等。

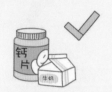

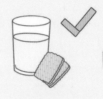

及时补钙，避免因缺钙使腿部抽筋而导致的失眠。

白天保证足够的饮水量，避免睡前喝水导致夜尿多。

睡前2小时可以吃点易消化的食物，避免半夜饿醒。

摄入一些有助于睡眠的食物，如牛奶、葵花子、百合、莲子、小米等。

 保健知识小课堂

给孕妈妈改善失眠的小建议

- 睡眠时间要规律，定时作息。
- 取消午睡，或者午睡时间最多20分钟。
- 睡眠环境安静、舒适，光线与温度适当，寝具柔软度适中。
- 睡前洗个热水澡或泡泡脚。
- 每天规律地运动有助于睡眠。
- 睡前可听一些舒缓的音乐，放松心情。
- 睡前不要在床上看电视或玩手机。
- 用枕头等物品辅助孕妈妈保持一个舒服的睡姿。

助眠又养颜——百合银耳羹

食材：百合10克，银耳20克，冰糖适量。

做法：

1. 银耳洗净，去掉根部，放入冷水中泡软，取出撕成小朵；百合洗净。

2. 银耳、百合、冰糖一起放入炖锅中，加入适量清水，大火烧开后转小火炖约30分钟即可。

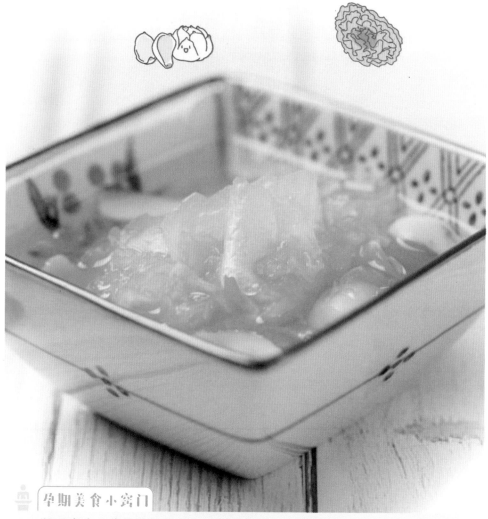

孕期美食小窍门

　　银耳富含天然植物性胶质和多糖类物质，搭配有助眠作用的百合，不仅能改善孕妈妈的睡眠，还能美容养颜，提高免疫力。

腿抽筋了
——除了补钙还能做什么

从孕中晚期开始，很多孕妈妈都会出现腿抽筋的情况，尤其在晚上睡觉时最容易发作。一般会持续1～2分钟，但是发作过后肌肉的不适感会持续数小时，这是许多孕妈妈的烦恼。

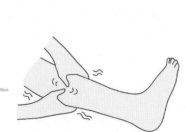

啊！腿又抽筋了！

腿抽筋是因为缺钙吗

钙是神经兴奋和肌肉收缩之间的耦联因子。如果孕妈妈缺钙，也就是体内出现低血钙时，就容易使腿部神经肌肉兴奋而引起异常收缩，也就是腿抽筋。但是，并不是所有的腿抽筋都是缺钙引起的。

夜晚温度较低，腿部受到冷刺激。
睡眠时间过长使血液循环减慢。
睡眠姿势不当妨碍血液循环，使代谢物沉积。
腿部肌肉疲劳，使酸性代谢物沉积。
过量食肉，使电解质紊乱。
肌肉病变、腿部静脉曲张、糖尿病等疾病。

导致腿抽筋的原因

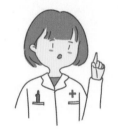
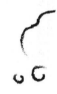

当孕妈妈发生腿抽筋的情况时，不要盲目增加钙的摄入量，先要弄清原因。

腿抽筋了怎么办

● 将双腿伸直，脚后跟蹬直，抽筋的一侧脚趾尝试慢慢向胫骨（小腿内侧的长骨）的方向勾起。或者坐起，用手用力向后掰抽筋一侧的脚趾及前脚掌。

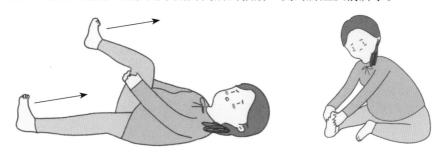

● 准爸爸可用手握住孕妈妈抽筋的腿及前脚掌，向脚背侧用力，同时向外侧旋转踝关节。

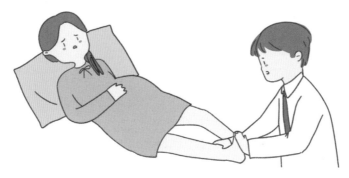

● 孕妈妈自己或让准爸爸将双手搓热，然后按摩发生痉挛的腿部肌肉。

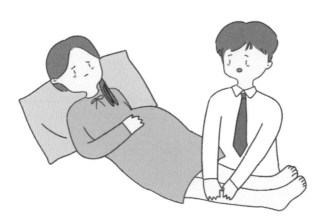

● 用毛巾热敷抽筋一侧的腿部肌肉。

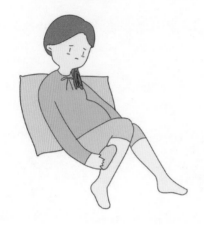

孕妈妈远离腿抽筋要注意什么

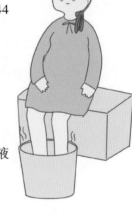

● 注意多吃富含钙、镁的食物，详见112页、113页、144页内容。

● 多喝水，促进血液循环。

● 避免长时间保持同一个姿势，要多变换动作。

● 睡前对双腿、双脚进行按摩，放松腿部肌肉。

● 注意夜间保暖，谨防腿脚受凉。

● 孕期保持适量运动，活动腿部、脚踝部，促进腿部血液循环。

● 选择舒适的鞋袜，保证足部血液畅通。

● 睡眠时将脚抬高，促进血液回流。

● 临睡前半小时，用生姜水泡脚15分钟左右，可促进血液循环，帮助睡眠。

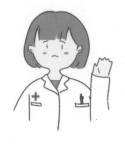

如果反复出现腿抽筋或肌肉痉挛后，疼痛感不能得到缓解，并出现红肿现象，需要尽快就医检查。

过多过少都是问题
——羊水量异常时饮食要当心

羊水是包在胎膜（由羊膜和绒毛膜组成）里的无色透明状液体，胎儿就生活在羊水里。羊水的情况与胎儿的生长发育密切相关，过多或过少都是问题。

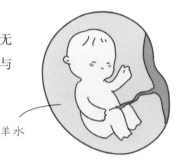

羊水

不同孕期的羊水来源及其作用

孕初期：母体血清通过胎盘进入羊膜腔的透析液。

孕中期：胎儿排出的尿液。

孕晚期：肺泡分泌的液体。

羊水

保护胎儿，使其在子宫内能自如活动，免受外力的挤压和碰撞，有助于骨骼和肌肉的发育，防止胎体畸形或粘连。

保持宫腔内温度的恒定，让胎儿觉得舒适。

胎儿可以依靠羊水保持其体液平衡，并促进消化道和肺的发育。

可避免子宫壁和胎儿对脐带直接压迫所导致的胎儿缺氧。

临产时，羊水可帮助扩张宫颈内、外口及阴道，还可起到润滑产道的作用。

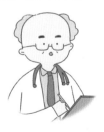

羊水中90%以上是水分，其余为矿物质、尿素、尿酸、肌酐、胎脂和胎儿上皮细胞等，所以，对唐氏筛查高危的孕妈妈，医生会建议进行羊水穿刺，以此来评估胎儿基因有无异常。

孕妈妈的羊水量变化

羊水量会随着胎儿的生长发育而不断增多，怀孕8~9个月时羊水量会到达顶峰，足月后，羊水量开始逐渐减少。

如果在妊娠期内羊水量超过2 000毫升，则为羊水过多。如果孕中期羊水量少于400毫升，孕晚期羊水量少于300毫升，则称之为羊水过少。通常，产检时B超报告单上会这样呈现：

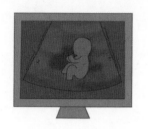

最大羊水暗区垂直深度（AFV）≥8厘米
羊水指数法（AFI）≥25厘米 　}　提示羊水过多

最大羊水暗区垂直深度（AFV）≤2厘米
羊水指数法（AFI）≤5厘米 　}　提示羊水过少

羊水过多怎么办

羊水过多会导致孕妈妈出现呼吸不畅、下肢水肿、胎盘早剥、脐带脱垂等严重问题，会对胎儿产生极其严重的影响，所以，当产检发现羊水过多时，首先要查明原因，然后针对病因，及时采取相应措施。以下两点是在饮食上给孕妈妈的建议。

 　　　　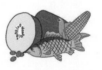

饮食应清淡，坚持低糖、低盐饮食，减少胎尿，避免盐摄入过多加重水肿。

多吃些利尿的食物，比如冬瓜、鲤鱼、玉米、红豆等，利尿的同时还可以减少羊水量。

 如果孕妈妈感到短期内子宫迅速胀大，腹部胀痛，行走不便，会阴及下肢凹陷性水肿；呼吸困难甚至不能平卧等，可能是羊水过多所致，应及时就医，必要时需服用药物或通过羊水穿刺来减少羊水量。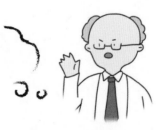

羊水过少怎么办

羊水过少对孕妈妈的影响也很大，孕妈妈会经常因胎动而感到疼痛，生产难度增加，产程延长，剖宫产或使用阴道助产术的概率增加，所以，发现羊水过少时，首先要查明原因，然后根据具体情况进行处理。

● 胎儿畸形：需要立即引产，终止妊娠。

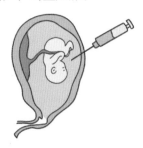

● 胎儿无畸形且已足月：可以考虑剖宫产，终止妊娠。

● 胎儿无畸形但未足月：在医生指导下治疗，延长孕周。

通过羊膜腔灌注法增加羊水量。

通过快速喝水、喝豆浆或喝牛奶等液体来补充羊水。

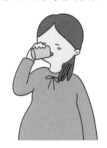

通过静脉输入液体，提高母体的血容量，使胎尿增多，从而补充羊水量。

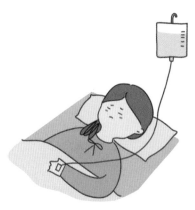

王老师专为孕妈妈设计
——孕晚期一日餐单

餐次	餐品	食用量
早餐 （6:30 ~ 8:30）	猪肉包子	面粉50克，瘦猪肉15克
	牛奶	250克
	煮鸡蛋	50克
	猕猴桃	50克
加餐 （10:00左右）	水果	鲜枣50克，橙子50克
午餐 （11:30 ~ 13:00）	杂粮馒头	面粉60克，玉米面40克
	虾仁豆腐	虾仁50克，豆腐80克
	胡萝卜洋葱炒木耳	木耳20克，胡萝卜50克，洋葱50克
	鸭血汤	鸭血10克，白菜50克，紫菜2克
加餐 （15:30）	杏仁	10克
	苹果	100克
晚餐 （17:30 ~ 19:30）	红薯粥	大米30克，小米30克，红薯60克
	红烧带鱼	100克
	凉拌菠菜	菠菜100克，芝麻酱10克
	香蕉	100克
加餐 （20:30左右）	全麦饼干	50克
	酸奶	250克

全天烹调用油25 ~ 30克，碘盐<5克

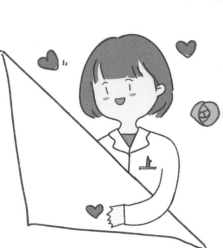

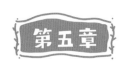
第五章

倒计时开始，时刻准备着
——临产前吃什么

老婆，吃点坚果，再
坚持一下，胜利就在
眼前！

快点"卸货"吧，
受不了了！

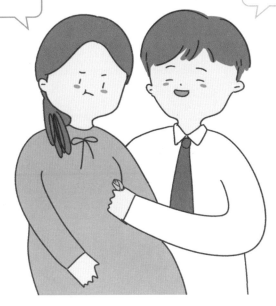

随时都会来"报到"
——准备迎接宝宝

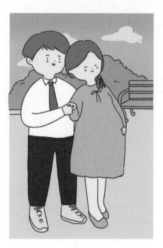

亲爱的，累不？咱歇会儿？

再走一会儿，医生说适当走动有助产效果呢~

孕10月的胎儿入盆了

到了怀孕的第10个月，胎儿的各个器官发育完全，大脑和肺部也开始工作；身上的绒毛和大部分胎脂逐渐脱落，皮肤开始变得光滑；胎头已经进入孕妈妈的骨盆了，随时都有可能来"报到"哦。

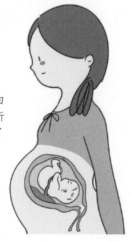

孕妈妈的子宫底开始回落，骨盆的各个关节不断松弛，乳房也已经做好了哺乳的准备。

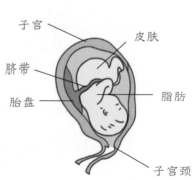

子宫

皮肤

脐带

脂肪

胎盘

子宫颈

临产征兆早知道

宫底高度下降： 到了本月，孕妈妈的子宫开始不断下移，上腹部会感觉轻松很多，呼吸也比以前畅快，胃口增加；尿频、下腹坠胀或腰酸腿疼等情况加重，阴道分泌物增加。这些现象都表示，胎头已经入盆固定。

出现不规律宫缩： 胎头入盆后，孕妈妈腹部开始出现无规律的阵痛或发紧、变硬的感觉，这种现象被称为"假宫缩"，与真正分娩前的规律性宫缩是不一样的。一旦宫缩逐渐增强且变得有规律，间隔时间缩短到5分钟之内，就应立即住院待产。

胎动减少： 胎儿入盆后，活动空间变小，再加上子宫不断地收缩，使胎儿的活动更加受局限，所以，胎动次数会越来越少，1个小时最多活动3次。

阴道出现血性分泌物： 在分娩开始前24小时，孕妈妈通常会见红，就是阴道出现血性分泌物。这是因为子宫颈口扩张，使宫颈附近的毛细血管破裂所致。一般见红的血量少于平时月经量，如果超过月经量则为异常。

出现破水现象： 如果孕妈妈感到有水样液体从阴道流出，这就是胎膜破裂，也叫破水。如果是在阵痛初期或之前就已经先破水了，应立即住院待产。

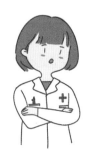

以上情况均属临产征兆，提示不久即将临产，孕妈妈和准爸爸此时需做好住院准备，避免正式临产时手忙脚乱。

该补补，该停停
——孕10月的营养安排

到了孕10月，胎儿已经发育成熟了，孕妈妈的胃部不适感会有所减轻，食欲随之增加，因而各种营养的摄取不再是大问题，但孕妈妈要注意，不可乱吃、滥吃，既要考虑母胎的营养需求，又需科学饮食来保障顺利分娩。

需要停止或限制摄入的营养素

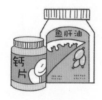 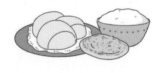

鱼肝油、钙剂等营养素，此时可以停止了，以免增加代谢负担。

限制糖类的摄入，以免胎儿过大，增加分娩难度。

需要继续补充的营养素

铁　　　　锌　　　维生素　　不饱和脂肪酸　　蛋白质　　膳食纤维

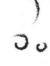 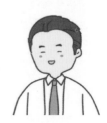

最后一个月里，孕妈妈要保持饮食营养均衡，用最佳状态迎接宝宝的到来。

产前营养要跟上——玉米老鸭汤

食材：玉米2根，老鸭1只，姜1块，葱1根。

调料：碘盐适量。

做法：

1.玉米切段；老鸭收拾干净后切块；姜去皮，切片；葱切段。

2.砂锅烧水，待水沸时，将老鸭汆烫，捞出洗净血水。

3.砂锅中加入老鸭块、玉米段、姜片，再加入清水，煲2小时后调入适当碘盐，加少许葱段即可食用。

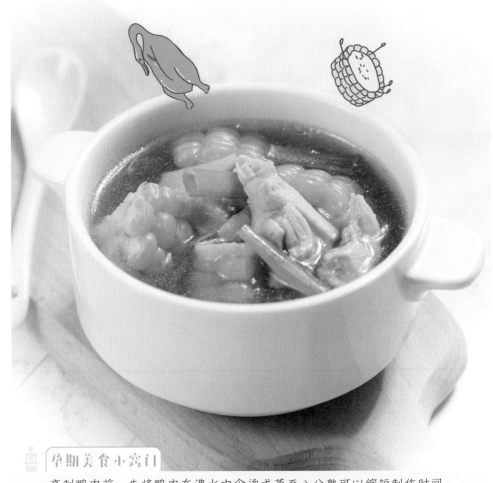

孕期美食小窍门

烹制鸭肉前，先将鸭肉在沸水中汆烫或蒸至八分熟可以缩短制作时间。

为顺产助力——
少量多餐、严控热量

对于符合顺产条件的孕妈妈，医生多会建议顺产。顺产对产后恢复和宝宝的成长发育都非常有益。但前提是胎儿体重要在正常范围内，太大的胎儿会给分娩造成巨大压力，甚至增加难产、剖宫产的概率，所以要注意避免巨大儿的出现，以下是一些避免巨大儿的饮食方法。

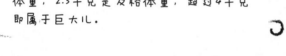

一般来说，2.5~4千克为新生儿的标准体重，2.5千克是及格体重，超过4千克即属于巨大儿。

少量多餐

建议孕妈妈每天可以吃5~6餐，除了早、中、晚三餐，可以在10:00、15:30、20:30准备一些加餐。

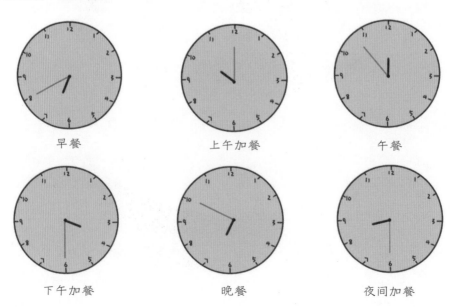

| 早餐 | 上午加餐 | 午餐 |
| 下午加餐 | 晚餐 | 夜间加餐 |

细嚼慢咽

每餐只吃七八分饱，保证无饥饿感就可以了。

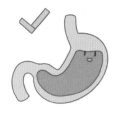 七成饱：感觉胃还没有满，但可吃可不吃。

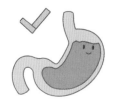 八成饱：感觉胃里满了，但再吃几口也可以。

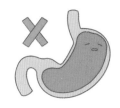 九成饱：感觉胃已经胀满，有点不舒服了。

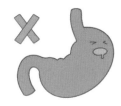 十成饱：感觉胃开始胀痛，一口都吃不下了。

合理搭配饮食

多吃新鲜蔬菜，适量吃水果；尽量选择体积小、营养价值高的食物，比如蛋类、瘦肉、鱼虾、坚果等；少吃高脂肪、高糖食物；避免过多食用体积大、热量高的食物，减轻胃部的胀满感。

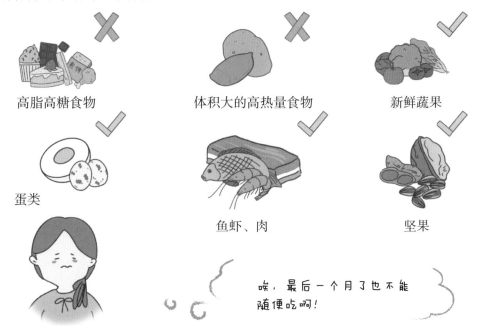

高脂高糖食物

体积大的高热量食物

新鲜蔬果

蛋类

鱼虾、肉

坚果

唉，最后一个月了也不能随便吃啊！

193

喜怒无常发脾气
——要细心呵护产前抑郁的孕妈妈

烦！烦！烦！都离我远点！

怎么都睡不着！

会不会早产？

哎，做什么都没意思，看什么都好烦！

这两天吃得少，宝宝会不会营养不良啊？

万一宝宝生出来畸形怎么办？

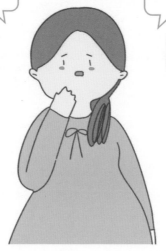

网上看到一个孕妈妈分娩时羊水栓塞，死了，我好害怕啊！

昨天看到一个问题宝宝，万一我的宝宝也……

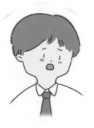

 老婆这是怎么了？

孕妈妈的这些情绪变化都是产前抑郁的典型表现，需要及时调节，以免发展成抑郁症。

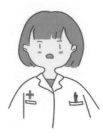

产前抑郁的始作俑者

激素水平改变，影响情绪。

未能适应角色的转变，心理压力过大。

生活状态改变，胡思乱想增多。

对胎儿和分娩过分担忧、恐惧和焦虑。

产前抑郁

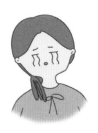

可我就是控制不住会想多啊！

让孕妈妈吃出好情绪

情绪会影响食欲，有产前抑郁表现的孕妈妈一定要做到均衡饮食，以保证充足的孕期营养，也可以多吃些有助于心情愉快的食物。

● 富含维生素C的食物，如新鲜的蔬菜和水果，能缓解紧张。

● 富含B族维生素的食物，如粗粮杂豆、坚果等，能减少情绪的波动，缓解产前的焦虑情绪。

● 富含钾离子的食物，如香蕉、莲子、瘦肉等，具有舒缓情绪、稳定血压的作用。

● 富含ω−3脂肪酸的深海鱼，如鳕鱼、鲑鱼等，能促进血清素的分泌，从而缓解产前焦虑情绪。

 保健知识小课堂

呵护产前抑郁的孕妈妈

● 督促孕妈妈多休息，适当运动。

● 家人多陪伴孕妈妈，参加一些使孕妈妈身心愉悦的健康活动。

● 督促孕妈妈与其他的孕妈妈或新妈妈多交流。

● 建议准爸爸和孕妈妈一同学习分娩的相关常识，消除孕妈妈对分娩的恐惧，增加孕妈妈对顺利分娩的信心。

香甜入口喝出轻松——**牛奶香蕉汁**

食材：香蕉1根，牛奶200克。

做法：

1. 香蕉去皮，切段，放入果汁机。
2. 倒入牛奶，启动果汁机，打几秒钟即可。

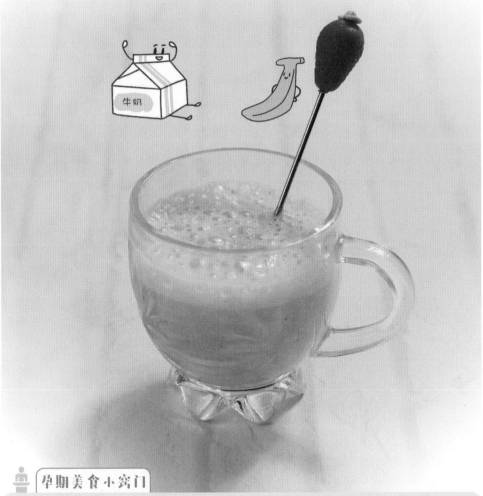

孕期美食小窍门

香蕉富含钾、镁，搭配富含钙质的牛奶，可以让精神压力大、心情抑郁的孕妈妈心情变愉快。每天喝一杯，既能改善心情，又能补充钙质。

不停地跑厕所
——孕妈妈尿频小对策

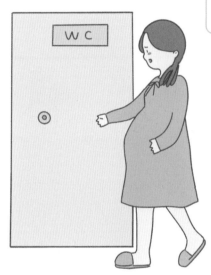

怎么又想上厕所，刚去了没多大会儿啊！

孕期尿频的原因

孕晚期，子宫逐渐增大，压迫膀胱，使膀胱容量变小。

怀孕后，孕妈妈的代谢产物增多。

胎儿的代谢产物是通过孕妈妈排出体外的。

→ 尿频

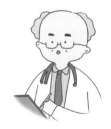

怀孕期间出现尿频是正常的现象，孕妈妈不必担心。调整饮食，并采取一些措施，就能有效缓解尿频症状。

改善孕期尿频情况

● 控制睡前饮水量：在保证每天摄入足够水量的同时，避免在睡前3小时喝太多的水，并且尽量在临睡前上一次厕所，排空膀胱。

● 少吃西瓜、冬瓜、海带、红豆、黄瓜等有利尿作用的食物。如果孕妈妈已有尿频现象，更要避免食用这些食物，尤其是在晚上。

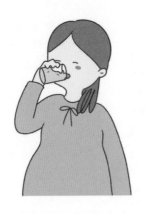

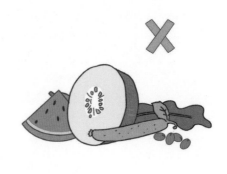

● 控制食盐的摄取量，每天不超过5克，减轻肾脏负担。

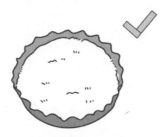

一个啤酒瓶盖装满是6克盐，所以每天盐的摄入量要少于一个啤酒瓶盖的5/6。

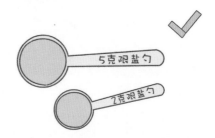

可以使用限盐勺。

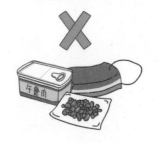

零食、酱菜、午餐肉等加工食品含盐多，要少吃。

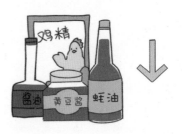

注意控制高盐调味品的用量。

保健知识小课堂

改善尿频孕妈妈还可以这样做

● 侧卧睡眠，不仰卧。仰卧时，增大的子宫会在一定程度上对输尿管施加压力，加重尿频现象。

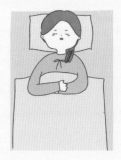
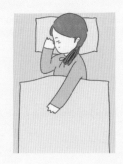

● 多做缩肛运动，可以训练盆底肌的张力，有助于控制排尿。

提肛运动：仰卧床上，以头部和两足跟作为支点，抬高臀部，同时收缩会阴部肌肉，然后放下臀部，放松会阴部肌肉。

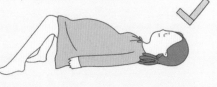

● 平时不要总憋尿，否则会导致膀胱被撑大，失去弹性，造成尿频、尿失禁，还会增加尿路感染的概率，诱发子宫收缩。

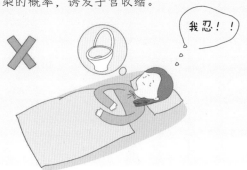

我忍！！

如果尿频的现象一直得不到缓解，或者排尿时有疼痛感，或尿急时达到无法忍受的程度，都应该及时就医。在医生的建议下适当用药治疗，以免症状加重，影响母胎健康。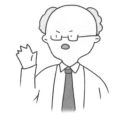

王老师专为孕妈妈设计 ——孕妈妈临产前一日餐单

餐次	餐品	食用量
早餐 （6:30 ~ 8:30）	豆腐脑	大豆20克
	杂粮馒头	面粉30克，玉米面20克
	煮鸡蛋	50克
	凉拌生菜	100克
加餐 （10:00左右）	水果酸奶沙拉	猕猴桃50克，火龙果50克，酸奶200克
午餐 （11:30 ~ 13:00）	杂粮饭	大米30克，小米、糙米、紫米各10克
	清蒸鲈鱼	80克
	青椒木耳肉丝	木耳20克，青椒100克，肉丝50克
	紫菜猪肝汤	猪肝20克，紫菜2克
加餐 （15:30）	苹果	100克
晚餐 （17:30 ~ 19:30）	核桃芝麻粥	大米30克，核桃仁、黑芝麻各10克
	西芹炒虾仁	西芹50克，虾仁20克
	果仁菠菜	菠菜100克，花生10克
	香蕉	100克
加餐 （20:30左右）	全麦饼干	25克

全天烹调用油25 ~ 30克，碘盐<5克

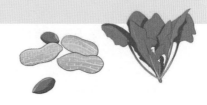

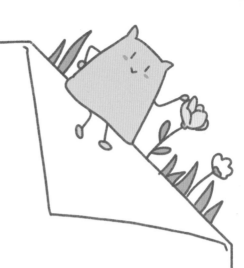

第六章

宝宝发动，马上"卸货"啦
——分娩期间怎么吃

老公，我破水了，肚子疼！

这是要生了，老婆别怕，我们马上去医院。

第一产程——
吃饱吃好，储备能量

自然分娩的孕妈妈需要挺过三道产程。孕妈妈应该根据产程的不断进展，安排科学的、符合个人需求的饮食，以补充体力，为分娩做好准备。

难熬的第一产程

第一产程，又称宫颈扩张期，子宫开始出现有规律的收缩，使子宫口不断扩张，直至宫口开全为止。初产妇这个过程大约要持续11~12小时，并且随着产程的推进，宫缩间隔越来越短，持续时间越来越长，疼痛也就越来越难以忍受。

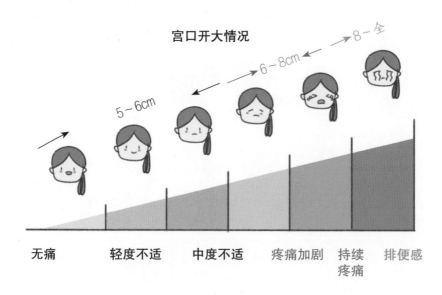

宫口开大情况

8~全

6~8cm

5~6cm

无痛　　轻度不适　　中度不适　　疼痛加剧　持续疼痛　排便感

有些产妇在第一产程因为疼痛而大喊大叫，消耗了大量的体力，疼痛的状态下又无法吃东西，甚至连水都喝不下，不能及时补充体力，这样很可能导致产妇在关键的第二产程没有力气，使产程延长，导致胎儿缺氧。

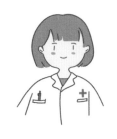

进入产程的孕妈妈请尽量不要把力气浪费在大喊大叫和恐惧上，趁宫缩间隙较长的时候，好好进食才会对顺利生产有帮助。

选择易消化的食物来补充能量

顺产是很消耗体力的一件事。为了确保有足够的精力分娩，孕妈妈必须趁宫缩间隙较长的时候进食，补充能量，可以少吃多餐。

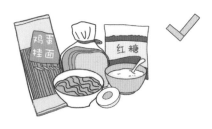

以易消化吸收、少渣、半流质或软烂的食物为主。

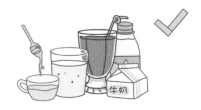

注意补充水分，保证血容量。

助产零食有哪些

除了常规进食外，产妇还可以准备一些助产小零食，带进产房，在宫缩的间歇期吃一些，能迅速补充体力。

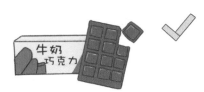

巧克力的脂肪、蛋白质含量都很高，最好在宫口开全、准备进分娩室之前吃，可以为产妇快速补充能量，还能增加愉悦感，缓解紧张感。

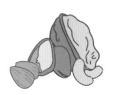

坚果富含脂肪、蛋白质，掰成小块，带进产房，在阵痛的间歇期吃一些，有助于及时补充能量，保证体力。

产前能量补给——红烧排骨原汁面

食材：挂面300克，排骨200克，洋葱60克，香菇50克，莜麦菜10克，姜、蒜适量。

调料：料酒、生抽、老抽、五香粉、大料、冰糖、碘盐、食用油各适量。

做法：

1.香菇洗净，切丝；洋葱洗净，切碎；姜切片；蒜切末；排骨剁成块，焯水。

2.起油锅烧热，爆香姜片、蒜末，放入洋葱碎，炒至金黄色，倒入排骨块，炒至肉色变焦黄，加入调料，翻炒均匀。

3.加入适量温水，放入香菇丝，大火将汤汁煮沸，转小火慢炖1～2小时后出锅。

4.挂面用清水煮熟，放入莜麦菜稍烫后一起捞出，放入排骨及适量汤汁即可。

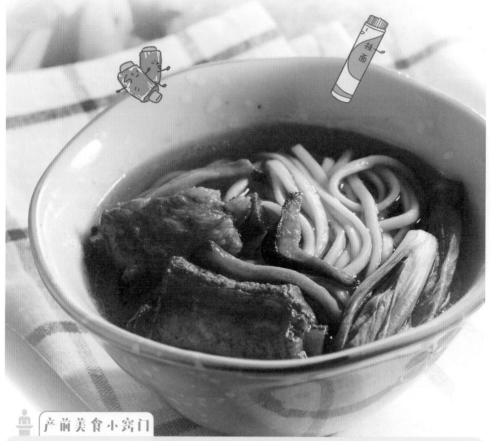

🗿 产前美食小窍门

　　排骨可提前炖好，缩短制作时间，这样产妇就可以在几分钟之内吃上热乎乎的面啦。

第二产程
——宫缩间歇补充体力

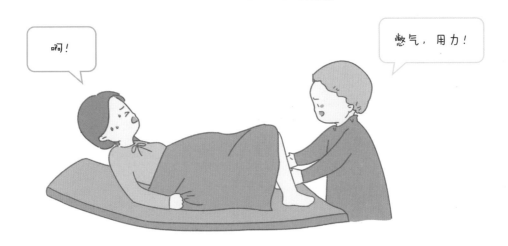

宫口开全后，就进入了第二产程。一般初产妇需要1～2小时，经产妇需要30～60分钟。

宫缩剧烈时体力消耗巨大

在这个阶段里，宫缩越来越剧烈，要配合医生或助产士不断吸气、吐气、憋气、用力，直至宝宝出生。因此，这一阶段体力的消耗是巨大的，有些产妇在第一产程里浪费了大量的体力，以至于第二产程生到一半就没力气了。

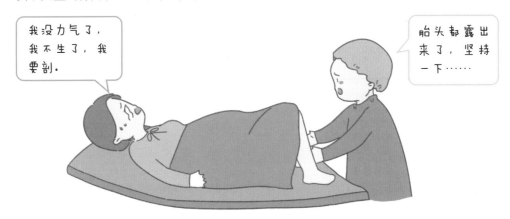

产妇体力不支的话，会延长产程，增加胎儿缺氧的风险，所以，快速补充体力非常重要。

快速补充体力也有讲究

● 选择身体能够快速消化、吸收的高糖或淀粉类食物，最好是流质食物。

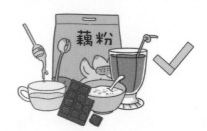

● 不可以吃油腻、高蛋白或需花太长时间消化的食物。这些食物不仅对分娩没有帮助，反而会消耗一部分能量去帮助消化。

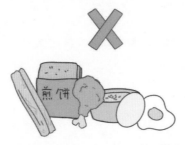

● 避免吃含粗纤维多的蔬菜和水果，否则容易便到产床上。

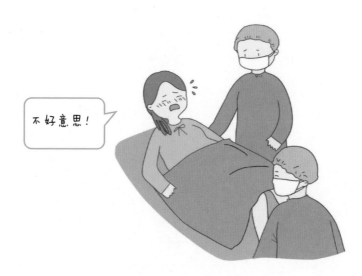

第三产程
——一般无需进食

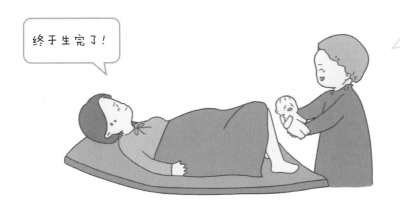

终于生完了！

还没有，再坚持一会儿，胎盘还没下来。

第三产程是指胎儿娩出至胎盘娩出为止。生完宝宝后，医生会按压产妇的腹部，刺激子宫收缩，加快胎盘剥脱。这个过程大概需要5~15分钟，一般不会超过30分钟。如果产妇在第二产程中做了会阴侧切术，此时则需要进行伤口缝合。

产程延长吃点"糖"

第三产程过程中一般不用吃东西，但如果产程延长，可以喝一碗红糖水或者吃块巧克力来补充体力。

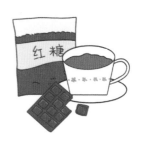

红糖

顺产后不可立即进食

胎盘娩出后，产妇还不能立刻离开产房，因为刚生产完可能会出现产后出血，所以，为避免发生意外，产妇在分娩之后还需要留在产房内观察2小时。这段时间有专家称之为"第四产程"，确定没有出血，血压、呼吸、脉搏等一切恢复正常后，产妇才会被送回病房。至此，整个顺产过程才真正结束。

此时，产妇由于体力消耗比较大，身体相对比较虚弱，消化功能较弱，因此，留观期间不要立即进食，等1小时后，如身体无异常，可开始进食流食或者清淡的半流食，比如吃一些较稀的粥或汤，以补充分娩时所消耗的体力，促进恢复。

剖宫产前要饿肚子
——为什么要禁食

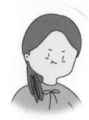

我可不想剖宫产，在肚子上留个疤，多难看。

可并不是所有孕妈妈都能顺产的，有时候剖宫产是保障产妇和宝宝安全的必要手段。

需要剖宫产的指征

剖宫产指征 →
- 孕妈妈有心脏病、高血压、胎盘早剥、前置胎盘等严重合并症和并发症。
- 孕妈妈有骨盆较小、骨盆倾斜、骨盆狭窄、骨盆畸形等骨盆异常情况。
- 孕妈妈有两次及以上剖宫产或子宫肌瘤剔除术等穿透宫腔的经历。
- 多胎妊娠。
- 孕妈妈产道畸形或有外阴疾病。
- 巨大儿，或胎位不正、宫内窘迫，或头部与产妇骨盆大小不相称等。

剖宫产的禁食要求

剖宫产的产妇要在手术前8小时就开始禁食水，因为麻醉剂最严重的并发症就是引起呕吐及反流，如果术前进食，可能会使胃内容物误吸入气管内，引起窒息。

亲爱的宝贝，欢迎你来到这个世界。产后康复的日子里，有你的陪伴，妈妈一定能够事半功倍。

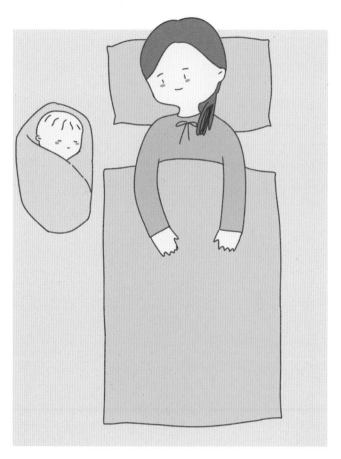

在孕期为孕妈妈保驾护航的同时，吉林科学技术出版社同样关注产后新妈妈的健康，欢迎读者朋友们阅读同系列图书《漫说产后康复怎么吃》，跟王旭峰老师一起进行科学合理的产后康复。

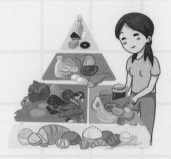

本书特配

孕育通关宝典

给您从孕期到产后的全方位呵护

扫描本书二维码，获取正版专属资源

智能阅读向导为您严选以下专属服务

孕期知识百科
帮你总结孕期各阶段的
注意事项、必备知识

膳食营养指南
教你营养搭配方法，
吃对三餐，母婴健康

胎教音乐合辑
用音乐和胎宝宝沟通，
促进胎宝宝大脑发育

心理健康课堂
帮你缓解孕期压力，
有效预防产后抑郁

◉ 产后恢复：简单动作跟着做，加快你的产后恢复进程

◉ 婴儿护理：婴幼儿护理及喂养知识，助力宝宝健康成长

◉ 科学早教：教新手爸妈在家轻松早教，培养优秀宝宝

◉ 读者交流群：邀你加入专属社群，分享交流孕期与育儿经验

扫码添加
智能阅读向导

操作步骤指南

① 微信扫描左侧二维码，选取所需资源。

② 如需重复使用，可再次扫码或将其添加到微信"📦收藏"。